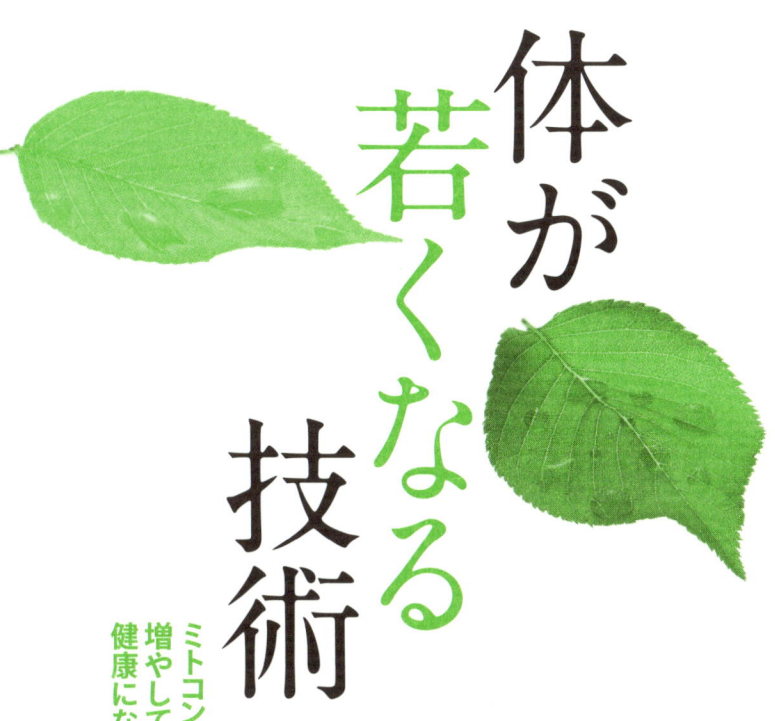

体が若くなる技術

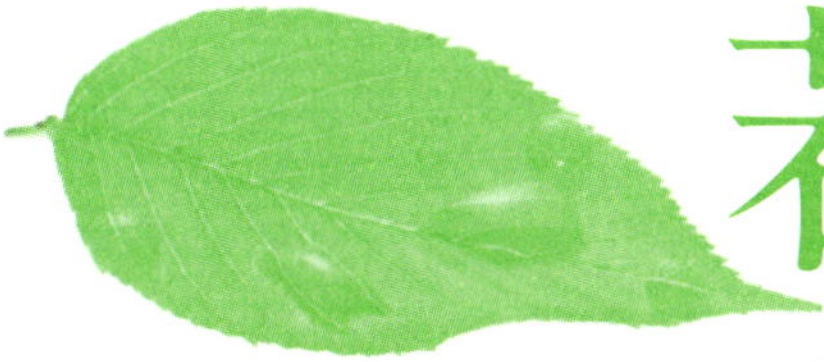

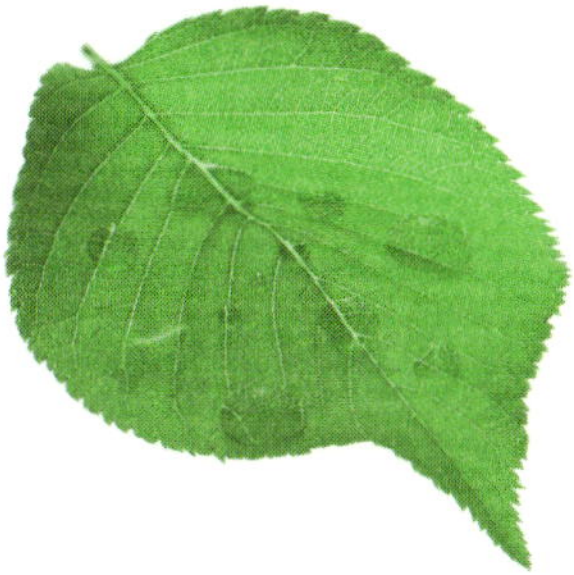

ミトコンドリアを
増やして
健康になる

日本医科大学教授
太田成男
Ohta Shigeo

サンマーク出版

私たちはエネルギーがあるから、動くことも、考えることも、恋をすることもできます。もしエネルギーが少なくなると、私たちは「老い」に近づき、病気になります。

この、健康に不可欠なエネルギーをつくっているのが、「ミトコンドリア」なのです。

プロローグ

誕生日を重ねるごとに、またひとつ年をとったのかと、ため息をつく人がいます。

誕生日を通して、自分の「老い」を認識してしまい、だんだん体が若さから遠ざかっていくことを感じてしまうのでしょう。

私たちはいつか老いと闘わなければいけない。そう感じている人も多いのではないでしょうか。

しかし、それは大きな間違いです。

なぜなら、私たちは生まれつき「若くなるようにできている」からです。

正確に言うと、生まれてから死ぬまで、「若くなるための機能」を持って生活しているのです。

体は必ず老いていくものであり、それは避けることができません。

頑張ろうと思っているのに、以前ほど頑張りが続かない。

駅の階段を上っただけですぐに息が上がってしまう。

三〇代のときに比べて、肌にハリがなくなった。

そんな「体の衰え」を感じたとき、あなたはどうしますか？

「体力が落ちて疲れたときには、なるべく体を休めるようにしている」

もし、そう答えたなら要注意です。

なぜなら、それは老いへの対抗策でしかなく、体を休めてばかりいると、体の衰えを止めることはできないからです。

体に休養を与えれば、体力は回復してくれるのではないか？

そう疑問に思われた方も多いことでしょう。

これにお答えするには、「体のエネルギー」とは何なのか、ということを知っていただくことが必要です。体のエネルギーは「生命力」と言い換えてもいいほど、生命に不可決なものです。

私たちの体は、何をするにもエネルギーを必要としています。

その「エネルギー」が減少すると、疲れやすくなったり、すぐ息が上がったり、体の機能は低下してしまいます。そして**体の衰えとは、体の「エネルギーをつくる能力」**

が低下するということなのです。

体を休めるとエネルギーを必要としなくなるため、「エネルギーをつくる能力」はどんどん低下してしまい、結果的に体の衰えを後押しすることになるのです。

体の衰えが、エネルギーをつくる能力の低下であることを示すわかりやすい例があります。それは、「中年太り」です。

中年になると太りやすく、やせにくくなるのは、エネルギーをつくる能力が衰えるため、食事によって取り込んだエネルギーの原料が使い切れずに余ってしまうからなのです。

太りやすくなるのは、代謝が悪くなるからだとよく言われますが、代謝が悪くなるとは、原料をエネルギーにつくり替える能力が低くなるということです。

しかし、これを逆の視点から見れば、**もしエネルギーをつくる能力をアップさせることができれば、体力がアップするうえ、若々しく、太りにくい体になるということです。**さらに、エネルギーをつくる能力が高いと代謝がよくなるので、肌が美しくなるなど女性にうれしい美容効果も期待できます。

このように考えると、エネルギーをつくる能力を向上させることは、一石二鳥どころか、一石三鳥にも四鳥にもなるすばらしい健康法と言えます。

じつはこのエネルギーをつくる能力こそ、「体を若くする機能」の正体なのです。

そしてこのエネルギーを生み出しているのはいったいどこなのか、それは「**ミトコンドリア**」なのです。


ご挨拶が遅くなりましたが、私は現在、日本医科大学で教授を務めている太田成男といいます。専門は、分子細胞生物学、そのなかでもミトコンドリアの研究を中心に行っています。

ミトコンドリアという名前は、皆さんも耳にしたことがあると思います。

ミトコンドリアは、私たちの細胞の中にある小器官のひとつで、主にエネルギーの生成を行っています。

一九九五年に、作家・瀬名秀明さんが書かれた『パラサイト・イヴ』(角川書店)というホラー小説がベストセラーになったのを機に、日本人のミトコンドリア認知度はいっきに高まりました。

ただ残念ながら、ミトコンドリアという名前は知っていても、そのはたらきや姿までご存じの方はあまり多くありません。

皆さんがミトコンドリアのことをあまりよく知らなくても無理はありません。なぜなら、ミトコンドリアと健康について詳しくわかってきたのが、最近のことだからです。

そのうち、とくに大きな発見がミトコンドリアに「体を若くする機能」があるということだったわけです。

キーワードは「活性酸素」と「ミトコンドリア」のふたつです。

活性酸素が体にさまざまな害をもたらすことはよく知られています。

ミトコンドリアは、生きるために必要なエネルギーをつくっていますが、その質が悪ければ活性酸素をつくり出し、よければ活性酸素を少なくして害を抑えてくれるのです。

ミトコンドリアがエネルギーをつくる工場だとしたら、活性酸素はエネルギーをつくる際に出てしまう有害な排水もしくは排煙のようなものだと思ってください。

そのため、ミトコンドリアでエネルギーをつくる以上、活性酸素ができてしまうのは避けられないことなのです。

ところが、研究が進むと、同じミトコンドリアでも、効率よくエネルギーをつくりながら、しかも活性酸素をあまり出さない「質のいいミトコンドリア」と、エネルギー効率が悪いうえ、活性酸素をたくさんつくってしまう「質の悪いミトコンドリア」があることがわかりました。**しかも、その「質」のよし悪しは、私たちの生活習慣によってよくも悪くも変化し、それが老化のスピードを速くも遅くもするのです。**

体の老いは少しずつ進行していきます。

ですが、ミトコンドリアの量を増やしさえすれば、体の機能は向上し、健康に暮らすことができるのです。代謝が活発になれば美容への効果も少なくありません。体の内面を若くすると、自然と外面も若くなります。

よいミトコンドリアを増やす方法はいたってシンプルなものですが、ちゃんと最新の科学に裏打ちされた方法ばかりです。

具体的にどうすればエネルギーをつくる能力をアップさせることができるのかというと、ひと言で言うならば、**「体にエネルギーを必要としていることをわからせる」**ということです。

○「マグロトレーニング」をすること

○背すじをのばすこと
○寒さを感じること
○空腹になること
大きく分ければこの四つしかありません。


たった今から「老いと闘う」という意識を捨ててください。

生まれつき体に備わっている「若さ」をもっと活用する——それがもっとも優れた健康法であり、もっとも体に優しい生き方でもあるのです。

本書を手にとってくださった皆さまが、少しでも「若くなる技術」を実践していただけることを心より願っております。

実践したその日から、体は若くなる。そう断言できます。

あなたが少しずつでも変わっていくことを、心より楽しみにしています。

体が若くなる技術●目次

プロローグ　2

第1章　健康で長寿の人ほど「体内」が若い

●なぜ「鶴は千年、亀は万年」なのか　18
●マラソン選手の体は限りなく「鳥」に近い　21
●「ファイト一発！」は仕事の後で役に立つ　23
●食用油は「中鎖脂肪酸入り」を使いなさい　26
●人間の寿命は、はるか昔から一二〇歳と決まっている　29
●元ヘビー級チャンピオンのモハメド・アリが受けた誤解とは　33
●老いは「体を休めた人」からやってくる　35
●お酒に強くなった人は「食道がん」に気をつけなさい　40
●ミトコンドリアは「認知症」も予防する　44
●「がん」の原因と「老化」の原因はまったく同じ　48

最後の防衛本能「アポトーシス」のはたらきとは 51
男性の大厄は、科学的にも「四二歳」である 56

第2章 「老いる仕組み」と「若返る仕組み」

浦島太郎は「おじいさん」ではなく、「病人」になっていた！ 62
私たちの遺伝子は「一日に一〇万か所」も傷ついている 65
人間は生まれつき老化しないようにできている！ 67
地獄の沙汰も金次第、体のことはエネルギー次第 69
なぜ女性は男性よりも長生きするのか 74
「加齢臭」は健康状態を知らせるサインである 77
正座をした後、すぐに立ち上がってはいけない 80
なぜ脳梗塞は二時間以内の治療が必要なのか 82
早食いは「老いる仕組み」への第一歩と心得よ 86

● ストレスが活性酸素を発生させる —— 88
● 絢香さんが告白したバセドウ病の症状とは —— 91
● エネルギーとは「貯金のできないお金」である —— 94
● 九〇歳からでも基礎代謝を増やすことはできる！ —— 97
● 体にとって食べ物は「電気の素」である —— 101
●「運動をすると短命になる」というウワサは本当か？ —— 103
● 呼吸で取り込んだ酸素は、一〜二％が活性酸素となる —— 105
● マイルド・カップリングが活性酸素の発生を防止する —— 108
● ミトコンドリアの「量」が「質」をつくり出す —— 110

第3章　メタボはエネルギー代謝の病気である

● 内臓脂肪を減らす「唯一の方法」とは —— 116
●「やせ体質」か「太め体質」かは、思春期までに決まっている —— 119

●なぜ三谷幸喜さんは徹夜仕事で「げっそり太る」のか ―― 121
●メタボは体によくないが、「やせすぎ」はもっと悪い ―― 125
●脂肪細胞はやせている人の味方をする ―― 128
●食事は三〇分以上を目安に食べなさい ―― 131
●満腹ホルモンも、体内時計で動き出す！ ―― 135
●糖尿病も「ミトコンドリアの不調」からはじまる ―― 136

第4章　ミトコンドリアを増やす運動習慣

●まずは「マグロトレーニング」をはじめなさい ―― 142
●最大心拍数は六〇％がちょうどいい ―― 145
●「筋肉痛にならない」は、体が衰えきった証拠である ―― 148
●「短時間」で効果を出す有酸素運動とは ―― 152
●「社交ダンス」に隠された超健康法の秘訣とは ―― 157

● 古来より伝わる動きほど健康にいい —— 160
● 「不自然な姿勢」を習慣化すれば若くなる —— 162
● 確実にやせて、確実にリバウンドのない方法とは —— 166
● 高齢になったら、ちゃんと「少量の活性酸素」を出しなさい —— 170
● サウナに入った後は、水風呂に入りなさい —— 172

第5章　おなかを空かせて若くなる

● 不老長寿の極意は「摂らないこと」にある —— 178
● 長寿の研究は、「パン酵母」からはじまった —— 182
● 寿命をのばす「長寿遺伝子」とは —— 185
● サルもひと目見れば「若い」か「年配」かがわかる —— 187
● 栄養バランスは「3：1：1」で摂りなさい —— 190
● 「週末断食」が眠っていたミトコンドリアを呼び覚ます —— 192

● 運動はおなかを空かせてはじめなさい 196
● 「やせないこと」と「空腹になること」はどう使い分けるのか 198
● 緑、赤、黄色の野菜を食べなさい 201
● ビタミンCの摂りすぎはがんになる!? 205
● 「生殖能力」の低下を招くカロリー制限の危険とは 208
● もっとも理想的な食生活は「感謝」によってつくられる 210
● ミトコンドリアは「ゆっくり」の先にあらわれる 212

エピローグ 217

装丁――――重原　隆
本文ＤＴＰ――日本アートグラファ
編集協力―――板垣晴己、猿飛才蔵
編集―――――綿谷　翔（サンマーク出版）

第1章

健康で長寿の人ほど「体内」が若い

なぜ「鶴は千年、亀は万年」なのか

仏教で「四苦八苦」という言葉がありますが、そのなかでも根源的な四つの苦しみが「生老病死」であるように、「老い」は私たちの人生において長く付き合っていかなければならない、根源的な苦しみのひとつです。

少しでも「老い」を感じたくないし、「老い」に近づきたくない。

ほとんどの人がそのように考えています。そしてそのための努力も大変なものです。健康食品やサプリメントがよく売れるのも、そんな状況を反映しているのでしょう。

しかし、それほど「老い」とは無縁な生活を望んでいるにもかかわらず、「なぜ体は年齢とともに老いるのか」ということについて考えたことのある人はほとんどいないのではないでしょうか。

私たちの健康にとって、老いこそ一番の大敵です。

病気になるのも、体が老いることでさまざまな器官に異常が生じるからと言えます。

それを少しでも防ぐためには、なぜ年齢を重ねるほど体が「老い」ていくのかを知らなければなりません。それが体を若く健康に保つための、もっとも重要な第一歩なのです。

それを知ることではじめて、若い体を維持するための生活を送ることができると言ってもいいでしょう。

老いについて理解するためにも、まずは「寿命」について考えてみましょう。

「鶴は千年、亀は万年」という言葉があります。

千年、万年というのはさすがに言い過ぎですが、鶴も亀もとても長生きする動物です。

亀の寿命は、飼育下のものですが、アルダブラゾウガメの一五二年、カロライナハコガメの一三八年、ヨーロッパヌマガメの一二〇年以上という記録があるそうです（亀博物館ＨＰより）。

亀がこれほど長寿なのは、徹底的に消費エネルギーを節約したライフスタイルのおかげです。ご存じのとおり、亀の動きはほかの動物と比べるととてもゆっくりです。

そのうえ、亀の中には冬眠するものがいますが、冬眠中はエネルギーの消費がさらに抑えられます。

エネルギーの消費量が少ないと、それだけ体の老化の原因となる活性酸素の発生量も少なくなるので、病気になりにくく長生きしやすくなる、というわけです。**活性酸素とは、簡単に言うと、「老化」を引き起こすもっとも大きな原因です。**

ですから、亀は省エネ型長寿の代表と言えます。

そんな亀の長寿に比べて、鳥の長寿は驚異的です。

インコや文鳥など小型の鳥を飼っている人は、鳥が長寿だと言ってもあまりピンとこないかもしれませんが、じつは体の大きさを考えると、鳥の寿命は驚異的に長いのです。セキセイインコは健康管理に気をつけると一〇年以上生きることも珍しくありません。鳩には三五年も生きる種類があります。

以前、『ゾウの時間　ネズミの時間』（本川達雄著／中公新書）という本がベストセラーになったのでご存じの方も多いと思いますが、動物はサイズによって機敏さや寿命が違います。小さな動物ほど、チョロチョロと素早く動き、心臓の鼓動も速いのです。小さい動物にとっての時間は私たちの感じる時間よりも速く、総じてサイズが大きいほうが寿命は長く、小さいほうが短命になります。

野鳥の場合、その死にはいろいろな要因があるうえ、長期間の個体調査が難しいので一概に寿命を語ることはできないのですが、飼育された小鳥の場合、平均で寿命は一〇年～二〇年と言われています。

これは鳥の大きさを考えると、大変な長寿です。鳩とほぼ同じ大きさのハムスターの寿命は三年程度です。

そんな鳥の中でも、とくに長生きの代表とされる鶴の寿命はさらに長く、動物園などで飼育した場合、五〇年～八〇年にもなります。

マラソン選手の体は限りなく「鳥」に近い

でも、私が「鳥の長寿は驚異的」だと言ったのは、単にサイズが小さいわりに長寿だというだけではありません。

鳥のライフスタイルを考えれば、鳥の長寿はもっと驚異的であることがわかります。

亀の長寿は徹底した省エネ生活のおかげですが、鳥のライフスタイルは省エネどころか、空を飛ぶのでとても多くのエネルギーを使う、「消費型」です。

しかも、長寿の代表とされる鶴は渡り鳥なので、その消費ぶりもトップクラスです。

こうした鳥の消費型ライフスタイルを支えているのが、彼らの「ミトコンドリア」のよさなのです。


ここで「ミトコンドリア」について少し説明しておきましょう。

ミトコンドリアは、私たちの細胞の中にあるひとつの器官で、細胞全体の一〇〜二〇%を占めています。細胞によって一〇〇個から三〇〇〇個もの数が含まれる器官で、さまざまな役割を担っています。

その中でももっとも重要なはたらきが、体を動かしたり基礎代謝を促したりするための「エネルギー」をつくり出すことなのです。

鳥のミトコンドリアからは、非常に多くのエネルギーがつくられるのですが、そのわりにはその製造過程でできてしまう活性酸素の量がとても少ないのです。つまり、エネルギー生産能力の高さが鳥のエネルギー消費型生活を支え、活性酸素の少なさが病気を予防し、長寿を可能にしているのです。

人間の中にもこの鳥のミトコンドリアによく似た、とても質のいいミトコンドリアの持ち主がいます。

それが、マラソン選手です。

マラソン選手と普通の人を比べてみると、活躍するようなマラソン選手の多くは生まれつき「鳥型ミトコンドリア」の持ち主なのです。

世界トップクラスの選手は、四二・一九五キロメートルという長距離を、わずか二時間という驚異的なスピードで走ります。単に四二・一九五キロメートルを走るだけなら、練習を積めば多くの人ができるようになりますが、二時間程度で走るとなると話は別です。練習したからといって誰にでもできることではありません。

その、努力だけでは成し遂げられない記録を生み出しているのは、彼らが生まれ持った「鳥型ミトコンドリア」の力なのです。

「ファイト一発！」は仕事の後で役に立つ

健康のためにサプリメントを飲んでいるという人が増えています。サプリメント自体もさまざまな種類が発売されるようになり、食後にサプリメントを少々、という光景も珍しくはなくなってきました。

たとえば、ビタミンCやビタミンBなどのビタミン類、最近注目されたコエンザイムQ10などが有名です。運動によるダイエットを促進するものとしてはアルファリポ酸やLカルニチンが多く出ていますし、またタウリン、ナイアシン、パントテン酸などを含んだ栄養ドリンクを飲んでいる方もいることでしょう。

これらのサプリメント、効果があることはわかっていても、体のどこにはたらきかけているのか、ということまで知っている人はほとんどいません。

現在、注目を浴びているサプリメント。

じつはその多くが、ミトコンドリアの中ではたらいているのです。

先ほど例に挙げたサプリメントでは、ミトコンドリア内ではたらいていないのはビタミンCだけです。そのほかのサプリメントはすべてミトコンドリアの中ではたらいているものばかりです。

これらのサプリメントに含まれるビタミン類などのミトコンドリアの中での役割はひとつひとつ詳しくわかっています。ごく大ざっぱに言えば、**多くのサプリメントは**

「ミトコンドリアを助ける」ためのサプリメントです。

もちろん、サプリメントにはさまざまな効果がありますが、その効果も「ミトコンドリアにどのようにはたらきかけてサポートしているのか」、その違いと言えます。

私たちの健康を支えてくれるサプリメントも、ミトコンドリアなしには機能しませんし、美肌効果やダイエット効果（脂肪燃焼）、アンチエイジングの効果なども生まれません。

タウリンを含む健康ドリンクの製造販売会社の社長が、あるインタビューを受けていたときのことです。

「リポビタンDの『ファイト一発』というコマーシャルでは、出演者が危険に遭遇したときに、大きな力を発揮していますが、タウリンを飲むと普通以上の力が出るのでしょうか？」

この質問に対してその社長は、次のように言葉を返していました。

「いいえ、タウリンを飲むと力が出るのではなく、疲労回復につながるのです。それが証拠に『ファイト一発』と言ってから、タウリンを飲んでいるでしょう」

このインタビューを聞き、さすがは社長さんだけあって、タウリンの効果をよくご存じだなと私は感心してしまいました。

タウリンを含むビタミン飲料を飲むと瞬発力を発揮できるというイメージを抱いている人が多いようですが、そうではありません。

タウリンはミトコンドリアをつくるために必要なものであり、足りないエネルギーを補う効果があるということなのです。

食用油は「中鎖脂肪酸入り」を使いなさい

また、サプリメントや栄養ドリンクとは異なりますが、健康に気をつけたい人に向けた商品も高い注目を集めています。

たとえば、日清オイリオの食用油、ヘルシーリセッタは、特定保健用食品にも承認された、体に脂肪がつきにくい「中鎖脂肪酸」を「売り」にした商品です。

「体に脂肪が蓄積しない＝たまらない」と「たまらなくおいしい」をかけて「たまらん、たまらん」というフレーズのCMでも人気を集めています。

美容と健康の大敵と言えるもののひとつに「脂肪酸」が挙げられますが、**じつはこの脂肪酸はミトコンドリアでエネルギー源として使われています。**

運動をすると脂肪が燃えるとよく言いますが、それはすべてミトコンドリアのはたらきによるものであり、脂肪を材料として体に必要なエネルギーをつくっているということになります。

ということは、脂肪はミトコンドリアの中に入っていかなくては燃焼されません。

ここに「中鎖脂肪酸」の大きな特徴があります。

通常の油では「長鎖脂肪酸」と呼ばれる脂肪が含まれています。この長い脂肪酸がミトコンドリア内に入るためには、Lカルニチンという物質が必要です。そのため、脂肪酸を燃焼させるには、同時にLカルニチンを摂取する必要があるのです。

ところが、中鎖脂肪酸はLカルニチンなしでもミトコンドリア内に入り込むことができるという大きな特徴を持っています。中鎖脂肪酸は、そのままでミトコンドリアに入り込みやすいので、そのまま燃焼されやすく、体内に脂肪として蓄積されないのです。

また、アミノ酸系の燃焼系ドリンク、スポーツ飲料の「VAAM」も人気の商品です。

テレビコマーシャルでは、運動をして汗をかきながら飲んでいる姿が見られます。

この商品は「スズメバチのエネルギー代謝」をヒントにしたものですが、CMのとおり、運動前か運動中に飲むことで、有酸素運動を促進し、脂肪を燃焼しやすくするという効果があります。

ですから、運動後に飲んでも本来の効果はありません。

先ほど述べた「タウリン」は運動後に飲むことで疲労の回復につながりますが、「VAAM」のような燃焼系スポーツドリンクは総じて運動前か運動中に飲まなければいけないのです。

コマーシャルをよく見てみると、よく考えられているもので、ちゃんと一番効果的なときに飲んでいるのがわかります。

テレビでおなじみの健康食品や飲料もミトコンドリアと深く関連しているということです。

人間の寿命は、はるか昔から一二〇歳と決まっている

亀と鳥は長寿だと言いましたが、人間もほかの動物と比べると、かなり長寿な動物です。

現在、人間の寿命は、陸上でもっとも大きな動物であるゾウの寿命とほぼ同じです。動物の寿命は体が大きいほど長くなるのがセオリーなので、人間はそのセオリーから外れるほどの長寿だと言えます。ちなみに、人間にもっとも近いと言われるチンパンジーの寿命は、四〇〜六〇年ほどしかありません。

現在、日本人の平均寿命は、男性七九・五九年、女性八六・四四年（厚生労働省発表、平成二二年簡易生命表より）。この値は世界トップレベルで、男性は世界四位、女性はなんと二四年連続で世界一の長寿を記録しつづけています。

これでも十分長寿ですが、本来、人間はもっと長く生きられるはずなのです。

先ほど人間の寿命はゾウと同じくらいと言いましたが、病気にかからず寿命をまっとうすればゾウよりもずっと長い一二〇年は生きることができると考えられます。

このように言うと、多くの人は「人間の寿命って、年々のびて、もうすでにかなりのびたんじゃないの？」と考えがちになります。

確かに、戦後日本人の平均寿命はのびました。

昭和二二年の平均寿命は、男性が五〇・〇六年、女性五三・九六年でしたから、この約六〇年間で三〇年近くものびています。多くの人は、こうした平均寿命ののびを見て、「寿命がのびた」と考えます。

でも、このデータは、本当に私たちヒトの生物としての寿命がのびたことを示しているわけではありません。なぜなら**「天寿をまっとうする寿命」と「平均寿命」はイコールではない**からです。

「平均寿命」というのは、現在〇歳の子供の平均余命、つまり、あと何年生きるかを現在の統計をもとに割り出したものです。それに対し「寿命」とは、その生物が生まれてから途中で事故もなく、病気もなく、天寿をまっとうするまでの時間のことです。

現在の平均寿命は約八〇年前後ですが、最高齢は一〇〇歳からせいぜい一二〇歳です。では、平均寿命が五〇年だった時代、こうした長寿の人はいなかったかというと、そんなことはないのです。数はわずかですが、一〇〇歳以上の人もいました。

ですから、**平均寿命がのびたということは、病気や事故で死んだ人が少なくなったということであって、ヒトという生物の寿命そのものがのびたということではないのです。**

戦後、日本人の平均寿命がのびた理由は、大きく次の三つが挙げられます。

①衛生面の向上
②食料事情の改善
③病気の治療法の発達

そして、これまで平均寿命を短くしていた最大の要因は、子供の死亡率の高さです。とくに昔は免疫力の低い乳幼児の死亡率はとても高いものでした。

日本には子供の成長を祝う「七五三」という風習がありますが、これは、それぞれの年齢、つまり三歳、五歳、七歳まで生きられなかった子供がとても多かったからこそ、その年まで生きられたことを神に感謝し、このまま無事に成長することを祈ったことがはじまりです。実際、数えで七歳、満年齢で六歳ぐらいまで生きられると、免疫ができてくるので、感染症などで死亡する危険性はぐっと低くなります。

生物学的に見たヒトの限界年齢は一二〇歳、これを人間の本来の寿命と考えるなら、今も昔もヒトという生物の寿命はあまり変わっていません。

平均寿命がのびたことは喜ばしいことですが、不幸にも病気や事故で五〇～六〇歳ぐらいで亡くなってしまう人は、今でもたくさんいます。

また、たとえ一〇〇歳まで生きたとしても、寝たきりの状態ではせっかく長生きしたかいがありません。健康であってこそ、長生きはすばらしいものになるのです。**大切なのは、ひとりひとりが、いかに本来の寿命一二〇歳まで若さを保ち、健康を維持しつづけるかということなのです。**

そのためにも私たちは体の「若さ」を維持することが大切です。「若さ」を維持することが、「老い」に対抗する体をつくり、ひいては数々の病気にかからない健康な体をつくります。

体の「若さ」＝「健康」なのです。

元ヘビー級チャンピオンのモハメド・アリが受けた誤解とは

一九九六年のアトランタオリンピックの最終聖火ランナーは、元ヘビー級世界チャンピオンのモハメド・アリでした。

聖火を持って走ることはなかったので、最終聖火「ランナー」というのは正確ではないかもしれませんが、聖火台への点火という大役を果たしたのです。世界的スーパースターのモハメド・アリの故郷がアトランタだったので、サプライズとして彼を登場させたと言われています。

しかし、モハメド・アリはパーキンソン病と闘病中でした。

パーキンソン病では、手がふるえ、自由に手を動かすことができません。モハメド・アリはしばらくの間、手がふるえ、やっとの思いで聖火を点火することができたのです。

しかし、残念なことに実況中継のアナウンサーは、モハメド・アリがパーキンソン病と闘病中ということは知らず、

「モハメド・アリは緊張のあまり、手がふるえています。どうしたのでしょう。なかなか点火しません。彼ほどのスーパースターでも緊張のあまり動けないのでしょうか」

と放送していました。

パーキンソン病患者は日本国内で約一四万人（平成二〇年）、運動障害とパーキンソン病特有のふるえが特徴で、認知機能も低下します。脳の中の「黒質」と呼ばれる、ドーパミンという物質を分泌する細胞が死んでしまうために起きる病気です。

最近の研究によって、**パーキンソン病は、古くなったミトコンドリアを除くことができなくなったことで起こる病気**だということがわかってきました。

古いミトコンドリアばかりになってしまうと、ミトコンドリアがはたらかなくなってエネルギーがつくれなくなり、さらに、活性酸素を放出しやすくなってしまいます。エネルギーが足りなくなって、活性酸素の害が強まり、神経細胞を殺してしまうのです。

ミトコンドリアをリフレッシュするメカニズムがもっとよく理解できるようになれば、パーキンソン病の克服も可能です。

もし二〇年前にそのメカニズムがわかっていれば、世界的スーパースター、モハメド・アリが誤解されることもなかったのです。

老いは「体を休めた人」からやってくる

私たちのすべての細胞に存在しているミトコンドリアの第一の役割は、エネルギーをつくり出すことです。

ただし残念なことに、**エネルギーはいくらでも豊富につくられるわけではなく、体にとって「必要な量」しか生み出しません。**

なぜ必要な量しかつくらないのか、その詳しい説明はここでは省きますが、私たちは必要な量のエネルギーをつくるだけのミトコンドリアしか持つことができないのです。

体を休めてばかりいると、「なんだ、エネルギーはあまりいらないのか」とばかりに、私たちの体はミトコンドリアの数を減らしてしまいます。

そのため、体を休めてばかりいると、ミトコンドリアの数がどんどん減り、体はさらに弱くなってしまいます。

ですから、**体力をつけるもっとも賢い方法は、エネルギーを使う量、つまり運動量を少しずつ増やしていくこと**なのです。

これは、若い方にも高齢の方にも当てはまることです。

最初はきつかった運動が、何日も続けて行っているうちに少しずつ楽になっていったという経験をお持ちの方も多いと思います。私たちはこうしたとき「運動に体が慣れた」と言いますが、じつはこのとき、体の中では劇的な変化が起きているのです。

それが、**ミトコンドリアの「量の増加」**です。

あまり運動をしていなかった人が運動をはじめると、急に多くのエネルギーを必要とします。すると体では緊急事態が生じます。それは、たとえるなら、一日に五〇〇個の製品をつくっていればよかった工場で、急に一〇〇〇個の製品をつくらなければならなくなるようなものです。

こうした状況が生じた当初は、現実社会の工場がそうであるように、多少無理をしてでもラインを動かし、急ピッチで製品をつくるようになります。つまり、今あるミトコンドリア（工場）がフル稼働することでエネルギー（製品）を増産するのです。

ところが、こうした無理な増産は、どうしても材料不足を招きます。

「このままでは生産が追いつかない、もっとたくさん材料を送ってくれ」

そんなミトコンドリアの要求に応《こた》えて、エネルギーの材料を含んだ血液がどんどん送られてきます。

エネルギーをつくるために必要な材料はふたつあります。**ひとつは「食べ物（栄養）」、もうひとつは「酸素」です。**

栄養分は体の中に蓄えられているのを使えるのでいいのですが、酸素は溜《た》めておけないので、どんどん取り込まなければなりません。

運動をしたとき、「ゼイゼイ、ハァハァ」と呼吸が荒くなるのはこのためです。

さらに、そうして取り込んだ酸素と栄養を細胞にたくさん送るため、「ドキドキ」と心拍数を上げ、たくさんの血液を体に巡らせることになります。

ミトコンドリアは体内にあるため、ちゃんと機能しているかどうか、感じることができないと思う人もいるかもしれませんが、運動したときに「ハァハァ、ドキドキ」となってしまうのは、ミトコンドリアがフル稼働してエネルギーをつくっているというサインなのです。

ところが、同じ運動量でも慣れると、だんだん息も乱れず、心臓もそれほどドキドキしなくなります。

これは、コンスタントに運動を続けることによって、「いつもこれだけの量のエネルギーを必要とするのなら」と、ミトコンドリアの量が増えるからなのです。つまり、日産一〇〇〇個というオーダーがコンスタントにあるのなら工場を増設しましょう、というわけです。

エネルギー生産工場が増えれば、ひとつの工場にかかる負荷は小さくなります。

工場の数が少ないと、工場の中に取り込める材料の量も少なくなるので、「もっともっと」と度々オーダーをかけなければなりませんが、工場が増えれば一度に取り込める材料の量も増えるので、無理なく、しかも一度にたくさんのエネルギーをつくれることになります。

運動に慣れると、無理なくエネルギーをつくれるので、「ゼイゼイ、ハァハァ、ドキドキ」しなくなるのです。

私たちの体は、エネルギーを溜めておくことができません。必要に応じて、その都度つくっています。

ですから、いつでもたくさんエネルギーをつくれる健康な体でいるためには、コンスタントに運動して、「これくらいのエネルギーがいつも必要です」と、体にオーダーをかけることが必要なのです。

疲れるから、体力がないからと、体を休めてばかりいると、ミトコンドリアが極端に減り、エネルギーのつくれない「老いた体」になってしまいます。

そうすると**「老いと不健康の悪循環」**に陥ります。

亀はエネルギーを使わない「省エネ生活」によって長生きしますが、私たち人間が長生きする持ち味は、後で詳しくお話ししますが、「活性酸素を除去する能力」と「遺伝子の傷を修復する能力」のふたつです。このふたつの能力はエネルギーなしにはうまく機能せず、宝の持ち腐れに終わってしまいます。

実際、体力低下の最大の原因は、エネルギーをあまり必要としない生活、つまり「運動不足」なのです。

しかし、ミトコンドリアの量と質を高める生活を意識しさえすれば、潤沢なエネルギーが体に生まれ、老化を防止するだけでなく、代謝も活発になり、体の機能は向上します。また、肌も若くきれいな状態になるなど、まさに**「若さと健康のいい循環」**を生むのです。

若い体を保ち、健康な生活を送るために必要なミトコンドリアは、私たちの意思ひとつで十分に増やすことができます。

若さも健康も、自分でつくり出せるのです。

お酒に強くなった人は「食道がん」に気をつけなさい

お酒を飲むとすぐ顔が赤くなる人もいるし、いくら飲んでも酔っているのか酔っていないのかわからないくらいの酒豪もいることは、皆さんもご存じのとおりです。

これは、遺伝的に決まっていることで、個性のひとつです。

ところが、いろいろな健康本を読むと、「お酒は一合くらいを飲むのが健康によい」などと書かれているのを目にしたことがあると思います。個人差が大きいのに、誰でも「一合」みたいな書き方は、変だとは思いませんか？

本当は、「こういう遺伝子の人はこのくらいが適量、こういう遺伝子の人はこのくらいが適量」と言うべきなのです。日本人では、お酒がよく飲める人は約半数、顔が赤くなる人は四〇%、まったくと言っていいほど飲めない人は一〇%です。

このお酒が飲めるか飲めないか、それもミトコンドリアの作用によって決まっています。

アルコールは、ADHという酵素により、アセトアルデヒドという発がん性の物質に変化します。さらに、ミトコンドリアの中にある「ALDH」という酵素によって酢酸に変化します。

アセトアルデヒドが、顔が赤くなったり、頭が痛くなったり、気持ち悪くなったりさせる原因です。そのため、ALDHがはたらかないとアセトアルデヒドがまったく減らないので、お酒は飲めません。ALDHのはたらきが弱い人は、アセトアルデヒドが溜まってしまうので、お酒に弱いということになります。

また、深刻なことにALDHのはたらきが弱い人は、「食道がん」になりやすいのです。**ALDHのはたらきがまったくない人はお酒を飲まないので、むしろその危険性は少なく問題ないのですが、少しお酒を飲める程度の人がもっとも気をつけなけれ**

ばいけません。

ＡＬＤＨのはたらきの弱い人の場合、毎日一合飲む人は食道がんに六倍なりやすく、一～二合飲む人は六一倍なりやすく、三合以上飲む人は九三倍も食道がんになりやすくなります。

ミトコンドリアにあるＡＬＤＨの性質は遺伝的に決まっているので生活によってその量を変えたり、はたらきを変えたりすることができません。

しかし、こう言うと「それは、おかしい。そんなはずはない」と感じる人も多いのではないでしょうか。というのも、「お酒は飲めば強くなる。鍛えることができるはずだ」という経験をしているからです。

確かにこの反論は正しく、お酒をどんどん飲めば、お酒を飲めるようになります。じつは、アセトアルデヒドを分解する酵素はＡＬＤＨだけではなく、ミトコンドリアの外にもあって、それは「ＭＥＯＳ」といいます。このＭＥＯＳはお酒を飲むと増えてくれるので、お酒に弱かった人も飲めるようになるのです。

しかし、お酒を飲んで鍛えた人には、弊害がふたつあります。

ひとつは、薬が効きにくくなることです。

MEOSは毒物を代謝する酵素で、アセトアルデヒドを分解すると同時に薬も分解してしまいます。私たちの体は、アセトアルデヒドも薬も毒物として同じように認識してしまうのです。

もうひとつの弊害は、活性酸素を発生させてしまうことです。

アセトアルデヒドを壊すために、MEOSがはたらくと、それだけ活性酸素が発生してしまいます。せっかくお酒を飲んで楽しい気持ちになっても、活性酸素を発生させていては、体の健康、少なくとも若さにとっては喜ばしいことではありません。楽しみも半減してしまうでしょう。

少し飲めるくらいの人は、多少無理すればそれだけお酒を飲めるようになるだけに、お酒の席では飲みすぎないように注意が必要です。

お酒は、本来ミトコンドリアに合った分量を飲むのが、体を若くするうえでは最適な方法と言えます。

一合のお酒が体にいいというのも、人それぞれ。

その人に合った「一合」があるのです。

ミトコンドリアは「認知症」も予防する

ミトコンドリアはすべての細胞に存在しますが、その中でもとくに多いのが「神経細胞」です。

運動は余分な脂肪を減らすことに加え、筋肉のミトコンドリアを増やし、エネルギー生産能力を高めるのに役立ちます。

でも、運動が体にいい理由は、それだけではありません。もうひとつ、とても重要なことがあります。それは、**脳と全身を走る神経細胞のミトコンドリアを増やしてくれることです。**

ミトコンドリアは、エネルギーの製造工場なので、細胞の中に含まれるミトコンドリアの量が多いということは、それだけエネルギーをつくり出す能力が高いことを意味します。

以前から、認知症の人の脳を調べると、ミトコンドリアの量が少なく、エネルギーをつくる機能が下がっていることがわかっていました。

でも、この事実だけをもって「ミトコンドリアが減ると認知症になる」と言い切ることはできませんでした。

なぜなら、ミトコンドリアが減った結果が認知症なのか、認知症になった結果、脳のはたらきが悪くなってミトコンドリアが減ったのか、つまりミトコンドリアが原因なのか結果なのかはっきりしなかったからです。

しかし、最近の研究によって、**ミトコンドリアが生み出すエネルギーの低下が、原因のひとつであることがわかってきました。**普段から脳の血流量を増やし、ミトコンドリアのエネルギーをつくる能力を高く保っておくことが認知症に有効であることは間違いありません。

そして、そのためには体を動かすことが、とても効果的です。

運動すると筋肉だけでなく、脳の血管も増えてくるのですが、血管によって十分な酸素と栄養分が供給できれば脳のはたらきは活発化します。

脳は体全体をコントロールする司令塔のようなものです。

そのため、その活動には多くのエネルギーが必要とされます。ミトコンドリアが多いのは、常に脳の活動をサポートしつづけるためです。

しかし、その効果も加齢とともに徐々に減る傾向があります。

なぜなら、年をとればとるほど、経験したことが多くなり、脳があまり刺激を感じなくなるからです。「脳トレ（脳のトレーニング）」という言葉がありますが、物事を深く考えたり、新たなことを学ぶなど脳に刺激を与えると脳の血流量が増し、ミトコンドリアのはたらきが活発になります。

つまり、新しいことに興味を持つことがなにより大切なのです。

しかし、脳の場合は直接に強い刺激を与えることがいいとは言い切れない部分があります。

脳はとても繊細なので、あまり急激に刺激を与えてエネルギーが不足してしまうと細胞が死んでしまうことがあるからです。

また、強いショックや深刻な刺激がストレスになって、細胞を傷つける危険性もあります。

そうした危険を回避しつつ、脳に適度な刺激を与えられるという意味で、運動はとてもいい脳トレなのです。

普段私たちは意識していませんが、体の動きは脳がコントロールしています。ですから、体を動かすということは、脳を動かすことでもあるのです。しかも、運動による刺激は脳にとって強すぎず弱すぎず、適度な刺激となります。とくに、普段はあまりしない動きを運動に取り入れると脳にはいい刺激となります。

脳のミトコンドリアが増えると、脳が使えるエネルギー量が増えるので、認知症を防止するだけでなく、集中力が増したり、発想力が豊かになったり、脳の機能全体がよくなります。

頭脳労働者や受験生などは、ついつい頭ばかりを使って体を動かすことが少なくなる傾向がありますが、本当に脳の機能を高めたいなら、適度な運動を行い、体を動かすことで脳を刺激することが大切なのです。

運動不足の頭脳労働は、後で述べる「げっそり太る」原因でもあります。

そういう意味で運動は、ミトコンドリアを増やしながら認知症も予防できる、とても優れた健康法と言えるのです。

「がん」の原因と「老化」の原因はまったく同じ

現在、日本人の死因の第一位は「がん（悪性腫瘍《しゅよう》）」です。

これは一九八〇年ごろからずっと変わらぬ不動の第一位です。総死亡者数の三〇％以上をがんが占めるようになった現在では、もはやがんは誰でもかかる病気と考えなければなりません。

男性はふたりにひとりの割合でがんを患います。しかも、年齢を重ねれば重ねるほど、がんになりやすくなることも明らかになっています。

じつは、日本が「がん大国」になってしまったのは、日本人に長生きする人が増えたからなのです。誰もががんになるほど、日本人は長生きになった、ということです。

どんな人でも長生きをすれば、がんになります。

もちろん中にはがんにかかることなく、別の病気で亡くなる方もいます。また、老衰で亡くなる方もいますが、その人はたまたま運がよかっただけなのです。

なぜ「運がよかった」というような言い方ができるのかというと、**がんの原因は、**

「遺伝子の損傷」だからです。これは「老化」の原因とまったく同じです。

老化が避けられないものであるということはすでにお話ししたとおりですが、同じ原因である老化が避けられない以上、がんも長生きをすれば避けることができない病気だということになります。

でも考えてみてください。

老化と原因が同じということは、大病の代表とも言えるがんも、最終的には避けられないとはいえ、**「予防することもできる」ということなのです。**

遺伝子の傷が、単なる老化ですむのか、がんという病気になってしまうのか、この明暗を分けるのが「運」なのです。

がんという病気は、細胞の遺伝子が突然変異して、無秩序に増えつづける病気です。正常な細胞は、必要に応じて増殖し、古いものと新しいものが入れ替わることで秩序を保ちつづけます。ところが、がん細胞は、ひたすら自己増殖をしつづけるのです。

しかもこの無秩序な増殖は、その人が亡くなってがん細胞への栄養の補給が止まるまで続きます。

がんの原因は「がん遺伝子」と「がん抑制遺伝子」のふたつが傷つくことが挙げら

れます。「がん遺伝子」は細胞を増やすためのアクセルであり、「がん抑制遺伝子」は、細胞を増やさないようにするブレーキです。制御のきかないアクセルと壊れたブレーキがそろえば、どんな自動車も暴走するしかありません。

ここでは、がんが、遺伝子の中の特定の場所が傷つくことによって起こる病気だということを覚えておいてください。

この傷の蓄積ががん遺伝子に生じるかどうかは、宝くじが当たるかどうかと同じことです。つまり、**運よく、がん遺伝子やがん抑制遺伝子に傷がつかなかった人は老化し、運悪く、がん遺伝子やがん抑制遺伝子が傷ついてしまった人はがんになる**ということです。

ただ、確率の問題として、年を経れば経るほど傷は蓄積していきますので、がん遺伝子やがん抑制遺伝子が傷つくリスクは高くなります。

がんになるかならないかはあくまで運ですが、遺伝子損傷の原因である活性酸素が放出されないミトコンドリアを増やし、常にエネルギーをつくる能力を高くすれば、それだけ体の老化を防ぐ活動も盛んになるのです。

そうなると、遺伝子を十分に修復して、過度な老化を防ぐことはできます。その点では、運の「よし悪し」は変えられませんが、生活を変えることによって、運の悪さを最低限に抑えることはできるのです。

「老いない体」になれば、それだけ多くのエネルギーを生み出せるようにもなります。

老化やがんを根本的に防ぐことは、単に寿命をのばすからいいというわけではありません。体が若くなる機能を十分に活《い》かすことで、健康な体に生まれ変わるということでもあるのです。

最後の防衛本能「アポトーシス」のはたらきとは

ミトコンドリアががんの発症を防ぐのは、それだけではありません。じつはもうひとつ、ミトコンドリアにはがんを防ぐための重要な「システム」があります。

その鍵《かぎ》を握っているのが、「ミトコンドリア遺伝子」です。

ミトコンドリア遺伝子とは、文字どおりミトコンドリアに含まれる遺伝子のことを指します。私たちは細胞に「核」を持っており、その中に遺伝子を持っていますが、じつは私たちはもうひとつ、ミトコンドリアにも別の遺伝子を持っているのです。

そのミトコンドリア遺伝子が傷ついてしまうと、がんにおいて、大きなマイナスをもたらすことになります。

それは、**「アポトーシス」の抑制**です。

アポトーシスとは、遺伝子に組み込まれた細胞の自滅システムのことです。

「自滅」というとなにやら怖いことのように思うかもしれませんが、体にとって不必要な細胞を取り除き、生体を守るためにとても大切なシステムです。

このアポトーシスを起こす命令はミトコンドリアから発せられます。さらに、ミトコンドリアには、アポトーシスを途中で止める役割もあるのです。

ちなみに、細胞の死にはアポトーシスのほかにもうひとつ、「ネクローシス」と呼ばれるものがあります。ネクローシスは、ケガや火傷《やけど》などによって細胞が傷ついたり、局部的な血行障害によって酸素や栄養が行き届かなくなったりした際の細胞の死で、「壊死《えし》」とも言います。

アポトーシスでは、細胞は縮み、縮んだ細胞はさらに小さな破片にちぎれ、最後はマクロファージという免疫細胞に食べられるので、きれいになくなります。

それに対しネクローシスでは、細胞が膨張し破裂、中身が外にこぼれ出します。ケガをしたとき患部が腫《は》れたり熱を持ったりするのは、ネクローシスによってあふれ出たものを体が処理するための反応、「炎症反応」が起きるからです。

ネクローシスが痛みや炎症を伴うのに対し、アポトーシスでは自覚できるような負担が体にかかることはありません。それは、アポトーシスがもともと遺伝子に組み込まれた細胞の「自然な死に方」だからです。

アポトーシスは、体にとって不要なものを取り除く「お掃除機能」と言ってもいいでしょう。

アポトーシスがうまくはたらかないとどうなるかというと、わかりやすくたとえれば、掃除をしないままほったらかしにし、ゴミが溜まった部屋と同じ状態になります。体中にゴミが溜まると、必要な機能がはたらかなくなるだけでなく、溜まったゴミが原因で新たな病気を発生させてしまいます。

アポトーシスの機能は「不必要な細胞の除去」なので、何らかの理由で細胞が変異してしまったときにもこのプログラムは発動するようになっています。

たとえば、細胞がウイルスに感染したとき。

ウイルスに感染した細胞をそのままにしておくと、体にとって有害なウイルスがどんどんつくられて、やがては全身を危機に陥れることになります。そのため私たちの体では、ウイルスに感染した細胞は、みずからがアポトーシスで死ぬことで感染がそれ以上広がることを防ぐようプログラミングされているのです。

そして、がん細胞にもこれと同じ現象が見られます。

核の遺伝子が傷つき、がん遺伝子のスイッチがオンになってしまった細胞は、みずからアポトーシスすることで、がん細胞が腫瘍になるのを防いでいるのです。

私たちの遺伝子は日々傷ついては修復されています。

でも、それでも修復しきれないものは必ず出ます。その修復できなかった傷が蓄積し、やがて老化やがんの引き金になるわけですが、このとき、傷が溜まった細胞は、アポトーシスで死ぬことでがんになるのを防いでいるのです。

細胞の修復機能は加齢とともに衰えていくので、アポトーシスが起きることは、がんになるのを防ぐうえでとても大切な、「体を若く保つ機能」です。

もしも、傷ついた細胞でまったくアポトーシスが起こらなかったら、おそらく人間は一〇〇%がんになるでしょう。

いえ、がんだけではありません。

インフルエンザに代表されるウイルス性の病気が重症化することも間違いありません。

つまり、アポトーシスという細胞の自滅システムは、私たちの体をさまざまな病気から守ってくれている、とても重要なシステムであり、**その命令を下すミトコンドリアが正常にはたらくかどうかが、将来の健康を大きく占っているのです。**

アポトーシスが起きるためには、やはりエネルギーが必要です。がんを予防するためにも、エネルギーが必要ということなのです。

しかもそれだけではありません。ミトコンドリア遺伝子に大きな傷があると、がんは転移しやすくなり、死亡率が非常に高くなります。がんは、手術でとってしまえばよいのですが、全身に転移してしまうと、完治が難しくなる病気です。

最近は、がんは不治の病ではなくなり、半分くらいの人は治りますが、ミトコンドリア遺伝子の傷が大きいがんは治りにくく、死亡率がぐんと高いのです。

さらに、ミトコンドリア遺伝子に傷が多いと、抗がん剤や放射線治療の効果も低くなってしまうのです。

がんの予防にも、がんの治療にも、正常なミトコンドリアが必要なのです。

男性の大厄は、科学的にも「四二歳」である

古くからの言い伝えに「厄年」があります。

男性は二五歳と四二歳と六一歳が厄年で、その中でも、四二歳は大厄です。女性の厄年は一九歳、三三歳、三七歳で大厄は三三歳です。

厄年、とくに大厄はいろいろな災いが起きる年齢とされています。この漠然とした「災い」の原因には、社会的な要因もあるでしょう。社会的地位が高くなり責任が重くなるにつれ、ストレスも大きくなり、体への負担も大きくなるはずです。

また、責任を果たすために無理をしなくてはならないかもしれません。これらの負担から、思いがけず、事故にあってしまうこともあるかもしれません。

たとえば、こんな経験はありませんか？

障害物を避けようと思ったものの、避けきれずにぶつかってしまった。水たまりを

よけようとしてジャンプしたのに、水たまりへ足を落としてしまった。

そんな小さな出来事をいくつも経験していると思います。このような小さな出来事が、運が悪いときには大きな事故につながります。このような事故が起きやすい年代を「厄年」と、昔の人の経験から言い伝えたのでしょう。

しかしじつは、「事故の起きやすい四二歳」は私たちの体にとって、ひとつの転機になっていることが、科学的にもわかったのです。

いろいろな年齢の方々のミトコンドリアを調べてみると、この四二歳を境にエネルギー生産の能力が急激に落ちているのです。

年齢とともに少しずつ衰えていく場合は、少しずつ頭の中で修正できるのですが、急にエネルギー生産が落ちては、体がついていかないので、自分ができるはずと思ったことができなくて、転んでしまうことにつながるのです。たとえば、子供の運動会でお父さんが、余裕をもってこのくらいのスピードで走れるはずだと思っていても、転んでしまいます。

男性の四〇歳前後の方は、体のエネルギー生産が急激に低下する時期であることを十分自覚していただきたいと思います。

一方、女性の場合、男性の厄年に比べると一九歳、三三歳、三七歳と若いころに集中しています。

大厄が三三歳であることも考慮すると、厄年と大厄は出産と関係のある年なのかもしれません。

出産は生命をも失いかねない危険なことですので、女性の場合、もっとも大きな出来事として、大厄年に出産時期をあげたのでしょう。

しかし、ミトコンドリア機能の低下は、女性も同じですから、男性と同じく、四二歳くらいになるとエネルギー生産が急激に低下することをぜひ意識して生活していただきたいと思います。

自分でできるはずと思った些細《ささい》なことができなかったとき、それはミトコンドリアが少なく、エネルギーがつくられていないために「体が若くなるための機能」が失われているというサインです。

ミトコンドリアの量を増やして体内に十分なエネルギーをつくることで「若さと健康のいい循環」のある生活を送る。

それは今からでも遅くありません。

この生活を実現することが、私たちが大きな病気もなく健康で、しかもいつまでも若い体を保つような人生を送る、第一歩となるのです。

第2章

「老いる仕組み」と「若返る仕組み」

浦島太郎は「おじいさん」ではなく、「病人」になっていた！

平均寿命はのびたのに、「ヒトの寿命（最長寿命）」は変わらないとお話ししました。なぜ変わらなかったのでしょう。

それは「老化」という、人間である以上避けられない現象があるからです。

人間にとって「死」と同じく避けられないのが「老化」です。

でも、老化は死ほど平等ではないようです。なぜなら、同じ八〇歳でも、老化の程度は人によって大きく異なるからです。若々しく元気な八〇歳の方もいれば、ひとりでは歩けない八〇歳の方もいます。

四〇代の方でも三〇代に間違われるような若さを保つ人もいれば、五〇代に間違われるように老け込んでしまった人もいます。

そもそも「老化」とは、どのような現象なのでしょう。

なぜ老化するのかという問題に答えるのは、非常に難しいことです。

生物は複雑であり、老化は時間をかけてゆっくり起きる現象だからです。しかし、わかっていることは、人はどんな人でも必ず死ぬということです。

その「死」に至る過程で体の機能は少しずつ衰えていきます。どれほど若々しく見える人でも、どんなに健康な人でも、体は少しずつ衰えていきます。この衰えは、逆行させることはできません。時間を逆行させることができないように、老化という現象を逆戻りさせることは不可能です。

老化は加齢に伴って少しずつ起きる変化なので、たとえば浦島太郎のように玉手箱を開けたら一瞬にして白髪のおじいさんになってしまったというのは「老化」とは言いません。

浦島太郎の変化を科学的に分類するとしたら、あれは「病気」です。

それに、もしも浦島太郎があのときもらった玉手箱を開けなければ、彼はおじいさんにはならなかったはずです。老化は、死と同じく避けられないものなので、玉手箱を開けずにとっておけば、おじいさんになることを避けることができた浦島太郎は、やはり老化したとは言えません。

では、なぜ老化は避けられないのでしょう。

結論から言えば、**生命進化の歴史の中で、エネルギーを生み出す材料として「酸素」を使うことを選んでしまったからこそ、私たちは老化することになった**のです。

私たちは呼吸をしないとすぐに死んでしまいます。なぜなら、生きるために必要不可欠なエネルギーをつくるのに、酸素が必要だからです。

効率よくエネルギーをつくり出すために酸素はとても有用なので、進化の結果、酸素を利用することになりました。ところが、体内に取り込まれた酸素の一部は、エネルギーをつくる過程でどうしても体に有害な物質に変わってしまいます。

みなさんも耳にしたことはあるでしょう。

それが**「活性酸素」**なのです。

活性酸素が体に有害なのは、酸化力が強く、細胞の中のものを、その強い酸化力で傷つけてしまうからです。中でももっとも深刻な被害が、遺伝子を傷つけてしまうことです。

活性酸素による傷を「体のサビ」にたとえて、体が錆《さ》びついてしまうから、老化するのだ、という話もあります。

確かに、鉄などの金属が錆びるのは「酸化現象」ですので、そういう意味では、体が錆びるというのは正確ではないにしても、間違った表現ではありません。

遺伝子は生命の営みの設計図なので、遺伝子が錆びついて傷つくということは、それを発端として、健康や美容、そして体内機能のすべてが狂ってしまうことを意味します。

私たちの遺伝子は「一日に一〇万か所」も傷ついている

しかし遺伝子の傷は、活性酸素によるものだけではありません。細胞が新しい細胞に生まれ変わる際に「コピーミス」という形でも生じます。

私たちの体は、約六〇兆個の細胞によって構成され、その細胞が定期的に「入れ替わり」をすることで生命活動を保っています。機械にたとえるなら、使って消耗した部品を定期的に新しいものに取り替え、メンテナンスを行っているようなものです。

機械の場合、古くなって消耗した部品をそのままにしておくと、トラブルの原因になります。人間の体も同じで、機能を保つためにはどうしても細胞の入れ替えが必要です。

ヒトの細胞は、年齢、個体によって差がありますが、おおよそ一日に、二〇〇個に一個の割合（〇・五％）で新しいものに入れ替わっています。ですから、昨日の自分と今日の自分は、見た目はまったく同じに見えますが、構成している細胞の〇・五％は新しいものに入れ替わっている「昨日とは違う自分」なのです。

こうした日々行われる入れ替わりのためには、細胞は自分のコピーをつくらなくてはなりません。**ところが、この自分のコピーをつくるときに、コピーミスが起きてしまうのです。**人間誰しも失敗をするように、細胞も失敗することがあるのです。

エネルギーの製造過程でできてしまう活性酸素と、細胞の入れ替えの際のコピーミス、このふたつ以外にも遺伝子に傷をつけるものがあります。それは、放射線や紫外線、発がん物質などです。

私たちの細胞の遺伝子は、こうしたさまざまな要因によって日々傷ついていますが、**「遺伝子の傷の蓄積」こそ、老化の正体なのです。**つまり、私たちは活性酸素や細胞のコピーミス、そして紫外線や発がん物質などによって、日々老化を進めているということになります。

しかし、なんといっても遺伝子が傷つく一番大きな原因は活性酸素です。

いったいどのくらい傷ついているのかというと、**何も外的要因がなかったとしても、一日当たり、ひとつの細胞で一〇万か所以上も遺伝子は傷つきます。**

遺伝子が傷つくというと、とても大変な出来事のように思われるかもしれませんが、私たちの遺伝子というのは毎日、しかも相当数傷ついているのです。

一日に一〇万か所傷がつくということは、一年間で三六五〇万か所、一〇年後には三億六五〇〇万か所、二〇年後には七億三〇〇〇万か所も傷つくことになります。

人間は生まれつき老化しないようにできている！

これほど多くの遺伝子が傷ついているのに、人間が最長一二〇年もの寿命を誇っているのは、じつは、亀とも鳥とも違う「体が若くなるシステム」を生まれつき持っているからです。

人間のとくに優れている長寿のシステム、それは、大きくふたつあります。

ひとつは、**活性酸素を取り除く酵素「SOD（スーパー・オキシド・ディスムターゼ）」をたくさんつくることができる**ということです。

SOD自体は、ほかの動物も持っていますが、人間はほかの動物よりSODをつくる能力が飛び抜けて高いのです。たとえば、チンパンジーとヒトのSODの量を比べると、ヒトのほうが倍近いSODを持っています。SODが倍あるということは、単純に考えれば、倍の量の活性酸素を除去することができるということです。

もうひとつ、人間がほかの動物より優れているのは、**「遺伝子の修復能力」**です。

私たちには、コピーミスや外的要因によって生じる遺伝子の傷を、検知して治せるものは修復し、ダメなものは廃棄するという機能が備わっていますが、人間はこの能力がほかの動物と比べてとても高いのです。

このふたつのシステムが優れていることが、人間の長寿の理由なのです。

つまり鳥が、活性酸素そのものをつくらないミトコンドリアによって長寿を実現したのに対し、**人間はできてしまった活性酸素をSODの量を多くすることでより多く除去し、さらに、それでも除去しきれなかった活性酸素が遺伝子を傷つけても、高い**

修復能力で治すという、二段構えで長寿を実現していたのです。

それは活性酸素が生む「老いる仕組み」を、豊富なエネルギーがもたらす「若返る仕組み」によって解消しているとも言えます。

私たちはまず、生物として体を若く保つシステムをすでに持っていることに自信を持ちましょう。

そのためにも、本章では体が若くなるための機能をより理解していただくよう、「老いる仕組み（活性酸素の仕組み）」と「若返る仕組み（質のいいエネルギーの仕組み）」について、しばしページを割いてお話ししたいと思います。

地獄の沙汰も金次第、体のことはエネルギー次第

いくら優れているといっても、残念ながら年とともに老化を防ぐ機能は、少しずつですが衰えていきます。

その結果、年を重ねるごとに、修復しきれなかった「遺伝子の傷」が少しずつ溜《た》ま

っていきます。これが老化を招いているわけですが、傷の蓄積が「少し」ですんでいるからこそ、私たちはゆっくりと老化していくことができているのです。

遺伝子は、細胞の中の部品をつくり出す方法やはたらきを決める「設計図」の役割を果たしています。遺伝子の傷の蓄積によって、設計図が書き換えられてしまい、設計図自体が正確でなくなってしまうと、全体のはたらきがスムーズではなくなります。

いくら遺伝子の傷を修復する能力が高くても、そのすべてを完璧《かんぺき》に修復することはできません。一日にひとつの細胞の中にある遺伝子に一〇万個以上の傷がつきますので、それを九万九九九九個治せたとしても、ひとつは残ってしまいます。

一日一個、一年で三六五個、一〇年では三六五〇個の傷が修復できずに蓄積されていきます。こうしたわずかな傷が加齢とともに蓄積することで、体の機能はどうしても低下していきます。

そして、体の機能が低下すれば、さらに遺伝子の傷の修復能力も低下するので、治しきれない傷の数も、年を経るごとに増えていき、修復能力を低下させてしまうという**「老いの循環」**に陥ってしまいます。

先ほど、「老化」は死ほど平等ではない、四〇代の方でも三〇代に間違われるような若さを保つ人もいれば、五〇代に間違われるように老け込んでしまう人もいるとお話ししました。

では、この差はいったい何によって生まれるのでしょうか。

それは、「遺伝子の傷」に加え、**「老化防止機能」が早く衰えるか、ゆっくり衰えるか、その違いで決まるのです。**

これが、個人差の生まれる要因になっています。

さて、ここで問題となるのが、年をとると、なぜ老化を防ぐ機能は衰えてしまうのか、ということです。老化を防ぐ機能が衰えさえしなければ、老化しないはずです。

加齢による遺伝子の傷は、ある意味仕方のないことで、避けられない老化と言ってもいいでしょう。

問題は、もうひとつの要因、「エネルギー不足」です。

私たちの体は動いたり考えたり、あくびをしたり、恋をしたり、何をするのにもエネルギーを必要としています。もちろん、遺伝子の修復をするのにも、活性酸素を除去する酵素ＳＯＤをつくるのにも、不要な細胞を除去するのにもエネルギーを必要とします。

私たちが生きるために必要なエネルギーはミトコンドリアで必要に応じてつくられていますが、すべてのオーダーに応《こた》えられているとは限らないのです。

ですから、ミトコンドリアの数が不足してしまったり、ミトコンドリアの質が悪く十分なエネルギーをつくれなかったりすると、どうしてもエネルギーは不足してしまいます。

これは私たちのお財布事情をイメージするとわかりやすいと思います。

よほどのお金持ちでもない限り、ほしい物、したいことはたくさんあっても、お財布の中身が限られている以上そのすべてを手に入れることはできません。そして限られたお金は当然、ライフラインや家賃など、生活に必要不可欠なものから使っていくことになります。そして、お財布が空っぽになれば、あとはどんなにほしくても我慢するしかありません。

体も同じです。

エネルギーは、生きるために必要不可欠なことから優先的に使われていきます。

遺伝子の傷の修復は長い目で見れば重要ですが、それがすぐ生死にかかわるわけで

はないので、優先順位は高くありません。たとえば、遺伝子の傷の修復より、今生きるために必要な「体温調節」や「呼吸」のほうがずっと優先順位は高いわけです。

お金があればできることが増えるのと同じで、体もエネルギーをつくる能力が高ければ高いほど優先順位の低いところまできっちりと機能させることができますが、十分にないと基礎代謝しか機能せず、若さを保つ「老化防止機能」まで手が回りません。

「地獄の沙汰《さた》も金次第」という言葉がありますが、「体のことはエネルギー次第」というわけです。

もっと言えば、エネルギーをつくる「ミトコンドリア次第」なのです。

人間の寿命は、ミトコンドリアの質そのものだけで決まるわけではありません。でも、遺伝子の修復作業を行うなど、「長寿のためのシステム」をきちんと機能させることができるかどうか、それはエネルギー製造工場であるミトコンドリアがたくさんエネルギーをつくってくれるかどうかにかかっているのです。

なぜ女性は男性よりも長生きするのか

わが国の男性と女性の平均寿命は、それぞれ七九・五九歳と八六・四四歳であることは前にもお話ししたとおりですが、そこにはじつに七歳もの違いがあります。私の父親は七九歳で亡くなったので、ちょうど平均年齢までは生きてくれました。母親は現在八九歳の誕生日をむかえたばかりで、ようやく平均を少し超えたね、という話をよくします。

男性と女性の寿命の違いは、男性はストレスが多く、女性は家庭で生活しているからだと主張する男性がときどきいます。確かに、最近では男性の自殺者は年間二万四〇〇〇人以上で平均寿命にも影響をおよぼすくらいです。この数は女性の自殺者の約三倍です。

男性の寿命が短いのは、女性に比べてストレスが多いからなのでしょうか。あるいは、ストレスに弱いからでしょうか。

平均寿命ではなく、一〇五歳以上の超百寿者の数を比較すると、男性三五九人に対し、女性三三八八人（平成二一年簡易生命表より）で圧倒的に女性が多いし、最長寿命も女性のほうが長いことがわかります。

また、日本だけでなく、どの国でも女性の平均寿命のほうが長いですし、ヒト以外のほ乳類の雄と雌を比較すると、どれも雌のほうが長生きです。

このように考えると、男性の寿命が短いのは社会的に責任が重かったり、ストレスが多かったりするからではなく、生物として「女性」の寿命が長いし、老化のスピードも遅いからだということがわかります。

なぜ同じ人間でありながら女性のほうが、寿命は長く、老化も遅いのか——その原因は「活性酸素」にあります。

男性と女性の大きな違いのひとつに、分泌される「ホルモン」の違いが挙げられますが、主な女性ホルモンとしてエストロゲンがあります。エストロゲンには骨をつくる作用、動脈硬化を抑制する作用など非常に多くの作用があり、エストロゲンのおかげで、女性の健康は維持されていると言っても過言ではありません。

閉経後、エストロゲンが少なくなり、骨の密度が低くなることで起こる骨粗《こつそ》鬆症《しょうしょう》の治療にホルモン補充療法が施されたこともありました。今では、過剰なエストロゲンはがんを誘導しやすいということがわかったために控えられていますが、それほど健康に密着したホルモンです。

このエストロゲンが間接的にではありますが、活性酸素を消去する役割を果たしているのです。しかも、ここが重要なところですが、活性酸素が少なくなるとエストロゲンの作用もなくなるような仕組みになっているので、活性酸素を全部なくしてしまうことはしません。つまり**活性酸素を少なくして、しかも完全になくしてしまうことはないという「調節機構」が備わっている**のです。

活性酸素は全部なくしてしまったほうがいいと思うかもしれませんが、じつはそれは大きな間違いです。

少量の活性酸素を残しておくことで、活性酸素を消したり、発生しなくしたりするようにして、活性酸素の害に対抗する「対抗手段」がはたらきます。活性酸素をまったくなくしてしまうと、活性酸素に対抗するシステムが弱くなって、かえって活性酸素の害を受けやすくなってしまうのです。

女性ホルモンはこのバランスをうまく保ってくれます。

老化の最大の原因である活性酸素に対して調節機能が備わっているかどうか——そ

の仕組みの有無が男女で七歳もの平均年齢の差となってあらわれているのです。

「加齢臭」は健康状態を知らせるサインである

年齢を重ねると四〇歳くらいから独特の臭《にお》いを発するようになります。

今では「加齢臭」という言葉がすっかり定着しましたが、以前まで加齢に伴って発せられる臭いは「おじさん臭さ」と呼ばれていました。さすがに「おじさん」も反撃して「おじさん臭さ」という名前は返上させ、現在は「加齢臭」と呼ぶこととなりました。

男性のほうが女性よりも加齢臭は強いのですが、女性にもないわけではありません。女性は一般に化粧品などを身につけているため、臭いが目立たないだけです。そういう意味では、「おじさん臭さ」よりも「加齢臭」という言い方のほうが正確のように思えます。

この加齢臭の正体をつきとめたのは、私のような大学に籍を置いた研究者ではありませんでした。

日本の化粧品会社の研究者だったのです。

この加齢臭に注目したことから、化粧品会社が比較的高齢の男性も、化粧品のターゲットにしたのです。

若い女性社員から「おじさんクサーイ」などと嫌がられているのをなんとかしてほしいという、中高年世代の要望が強かったのかもしれません。いずれにせよ、加齢臭がこれほど注目を浴びたのは、それほどの苦悩があったからでしょう。

この加齢臭、具体的にその正体をお伝えすると、ノネナールという物質の臭いです。どのような成分かというと、過酸化脂質が分解したものになります。

過酸化脂質とは、脂肪が過度に酸化した状態のものをいい、活性酸素が脂質に作用することから生じるものです。

私たちの研究でも、過酸化脂質の量を計って活性酸素の発生量を推定しているほど活性酸素とは密接につながっています。古くなった油からもノネナールは発生するのですが、私たちの体からも酸化した古い油に似た臭いが出ていると言わなければなりません。

さらに、不潔にしていると皮膚に常在している細菌の作用によって、臭いはより強くなります。皮膚に常在している細菌の種類はさまざまで、個人個人が少しずつ異なる細菌を持っていますので、微妙に臭いも違ってきます。

また、加齢臭の強さはいつも同じとは限りません。

体調が悪いときは活性酸素が多く発生するので、その分だけ臭いにも反映されます。

つまり、体調のよし悪しによっても臭いは変わります。

もし、いつもよりも「臭う」なら、体調が悪いときと言えます。

「臭い」はその人の活性酸素の状態、ひいては健康状態を意外にも正確に反映してくれる、身近な仕組みでもあるのです。

加齢臭を抑えるためには今のところ、活性酸素を出さない、もしくは減らす生活をするしかありません。

正座をした後、すぐに立ち上がってはいけない

活性酸素は、血液が流れていなかった状態から、急に血液が流れ酸素がミトコンドリアに入り込んだときにもっとも多く発生します。

酸素がないとミトコンドリアはエネルギーをつくることができないので、いわば休業状態です。しかし、少しずつであれば問題ないのですが、急に酸素が投入されると、余分な酸素が活性酸素となります。

たとえば、**激しい運動を急にやめるとき。**

激しい運動をすると、体の酸素は不足しています。急に運動をやめることで、それまで必要だったエネルギーはいらなくなり、その分エネルギーをつくるために必要とされた酸素が余った状態になります。運動をやめるときは、クールダウンすることによって、次第に酸素が消費されるように工夫しなくてはなりません。

ましてや、運動後に高濃度の酸素を吸うことは最悪です。体が酸素を要求しているので、高濃度の酸素を吸うと一時的には楽なように感じられるのですが、長い目で見

ると、これほど体に悪い行為はありません。

私たちが日常生活で、活性酸素をもっとも実感しやすいのは正座のときです。正座をしているときは足の血流が抑えられて、神経に酸素と栄養分が行き渡らなくなります。

すると、しだいに神経が麻痺《まひ》してしびれてきます。**そして問題なのは、その後、急に立ち上がろうとすることです。**

それまで抑えられていた血液が急に足に流れ出し、活性酸素が大量に発生してしまいます。するとしびれのほかに、足が急にビリビリと痛くなるはずです。このときの痛さこそ、活性酸素が神経を刺激することで受ける痛みなのです。

でも、長時間正座をしていても足がしびれない人たちがいます。

それは落語家の方たちです。

これにはうまい戦略があります。落語家の方たちは私たちにはわからないように、ちゃんと足を休ませているのです。

落語家の方に「どうして、足がしびれないのですか？」と聞いたときのことです。

その問いに対して、「落語家は静かに座っているように見えて、じつは話にあわせて大きく動作をしているんですよ」と答えてくれました。

前かがみになったり、横に座り直したり、腰を上げたりなど、動くたびにちゃんと足をケアしています。

ちょっとした集会で長時間正座をすることがあるかもしれませんが、そんなときは座っている最中にお尻を右足・左足交互にのせるなどしてみてください。

そうすると血流が完全にストップすることがないので、活性酸素は発生しません。いやな足のしびれや痛みも感じずにすむのです。

なぜ脳梗塞は二時間以内の治療が必要なのか

落語家は上手に活性酸素の痛みを予防していますが、私たちのまわりには、日常的に活性酸素の痛みを感じている人がたくさんいます。

それは「痛風」を患った方たちです。

痛風の患者さんが足の先や手の先が痛くなるのも、活性酸素が神経を刺激しているからです。

痛風とは風が吹いても痛く感じるほどの痛みを生じさせる病気です。

尿酸という物質が足の先端や手の先端に析出してしまうことが原因となりますが、この尿酸のかたまりを外敵だと認識することで、免疫細胞が活性酸素から次亜塩素酸という物質をつくり出し、そして尿酸を攻撃してしまいます。

次亜塩素酸は「銃弾を発する機関銃」のようなものです。この機関銃から発せられた銃弾は尿酸のかたまりだけでなく、近くにある神経細胞にも容赦なく命中してしまい、それによって神経が痛さを感じるのです。

ここでいう免疫細胞から発せられる活性酸素は、ミトコンドリアから生まれる活性酸素ではありませんが、そういった活性酸素もあるということです。

そのほか、外科医なども日々活性酸素と闘っています。といっても自分の体の中で闘っているわけではなく、「手術」のときに闘っているのです。

血流を停止させて酸欠状態になっていたところから急に血液を流すと、酸素が大量に流入し、大量の活性酸素が放出されてしまいます。すると患者は危険な状態になってしまうので、医師には細心の注意が必要になります。

血液が止まっていて酸素が不足しているときよりも、酸素が入り込んだときのほうが危険な状態にある——なんだか意外なことかもしれません。しかし、現在もその状況に医師は苦戦しているのです。

脳梗塞《のうこうそく》の場合は、事態はとくに深刻です。

脳梗塞では脳の血管が詰まってしまい、酸欠状態が生じます。そこでもし、血管の詰まりを除いて血流を流したら、活性酸素が大量に発生することになります。

酸欠状態が長引いてしまうと、血管は次第にもろくなってきます。**脳梗塞が起きてから、二時間もたつと血管は明らかにもろくなっており、血流の再開時に発生した活性酸素によって破裂してしまう恐れがあるのです。**

脳梗塞では、発生から二時間以内でないと治療のために血流を流せませんが、それは背景に活性酸素という問題があるからです。だから、脳梗塞を発見したら、一刻も早く病院に運ばなくてはなりません。

心筋梗塞の場合、心臓が止まってしまっては生きてはいけませんので、できるだけ早く心臓の血管の血流を再開しますが、活性酸素の害が少なくなるように注意深く再開するようドクターは対処しているはずです。

最後に「無呼吸症候群」という病気について触れておきたいと思います。

イビキがすごい人によく見られる病気ですが、これは活性酸素を大量に発生させることが問題の病気です。

寝ているうちに、喉《のど》が詰まって呼吸ができなくなることから無呼吸症候群という名前がついています。この病気では夜ぐっすり眠れませんから、昼間も強い眠気におそわれ、交通事故を起こしやすくなる危険があります。

そしてそれ以上に危険なのが、呼吸が一定ではなくなることです。呼吸が止まると酸欠状態になり、その後苦しくなって呼吸をはじめるため、酸素が大量に入ってきます。そうして活性酸素が一番発生しやすい状態になり、さまざまな生活習慣病の原因になってしまうのです。

無呼吸症候群はただ眠れないだけでなく、生活習慣病をも引き起こすのです。

早食いは「老いる仕組み」への第一歩と心得よ

友人同士など何人かでごはんを食べるとき、食べるのが決まって早い人と、決まって遅い人がいます。

あなたはどちらでしょうか。

じつは食事の仕方によっても多くの活性酸素が放出される場合があります。

食事をすると消化酵素が胃や腸に大量に分泌されます。胃からは一日で一・五〜二・五リットル、膵臓《すいぞう》から約一リットル、腸からは一・五〜三リットルの消化液が分泌されます。

消化酵素をつくるのにもエネルギーが必要ですが、それは消化液を分泌する細胞に蓄えておきます。それよりも大変なのは、一度にたくさん食べたときです。

食物が胃や腸に到達すると、急いで消化液を分泌することになりますが、消化管のミトコンドリアにしてみれば、五〇メートルを全力で走りきるほどのエネルギーをすぐに供給しなければいけません。それほど、この分泌には非常に多くのエネルギーが必要になります。

急激な運動は活性酸素を生みますが、消化管でも同じことが起きてしまいます。つまり、**最初からたくさん食べてしまうと、それだけ急速にエネルギーを必要とし、活性酸素が発生してしまうということです。**

運動も食事も同じです。

運動はゆっくりとスタートすることで活性酸素を抑えることができますが、食事もおなかが空いたからといって早食いをするのではなく、ゆっくり食べることで、活性酸素の発生を少なくすることができるのです。

血糖値を下げるホルモンである「インスリン」を分泌する細胞でも同じです。インスリンを分泌するのにも多くのエネルギーを必要としますし、実際、ミトコンドリアも多く含まれています。

インスリンが分泌されるのは血糖値が高いときなので、早食いをして急激に血糖値が高くなるとインスリンを大量に分泌しなくてはなりません。エネルギーを急激に必要とし、消化液のときと同様、活性酸素が出やすい状態になります。

困ったことにインスリン分泌細胞は活性酸素に弱く、活性酸素への対抗手段が鍛えられません。急激に分泌しなくてはならない状態が続くと、活性酸素の害でインスリン分泌細胞が死んでしまうことにもなるので、決して無視はできません。

インスリン分泌細胞の死は、糖尿病の原因のひとつになっています。

食事は、ゆっくりと慌てずに食べること。

その心のゆとりが「老いる仕組み」から私たちを遠ざけてくれるのです。

ストレスが活性酸素を発生させる

現代はストレス社会とも言えます。緊張感をまったく抱かないで生きていける人はほとんどいないでしょう。

ストレスの溜まる生活を続けたために、がんになったとか、脳梗塞で倒れたという話もよく耳にします。

これまで活性酸素の発生する場面をいくつか紹介してきましたが、**実際の生活の中で活性酸素を誘発する最大の原因はストレスです。**病気の原因になる活性酸素はストレスによって生じていると言っても過言ではありません。

心理的にも肉体的にも、不快な状態が持続すると副腎皮質《ふくじんひしつ》というところからストレスホルモンが分泌されます。

ストレスホルモンが分泌されると、血管が収縮して血圧が上昇し、同時に血糖値も上昇します。血圧の上昇は酸素の供給に、血糖値の上昇は糖分の供給に関連しているので、血圧と血糖値の上昇は、エネルギー源となる酸素と糖分が急激に全身に供給されることを意味します。

なぜこのようなことが起こるのかというと、私たちの体はストレスがあると、そのストレスを打開しようとして臨戦態勢になるためです。この状態は急激に運動を開始したときと同じ状態です。

ストレスホルモンの作用によって、血圧が高くなると一時的には血流は速くなるのですが、血管が収縮するので、すぐに酸素不足になってしまいます。しかも、ストレスホルモンは不快な状態を打開しようと臨戦態勢に入るのですが、ストレスが長く続くと、いつまでも臨戦態勢を維持することはせず、むしろ、その緊張をほぐそうとします。

そうなると酸素が足りない状態から酸素が豊富にある状態へと急激に変化してしまい、ミトコンドリアから活性酸素が発生しやすい状態になってしまうのです。

話は横道にそれますが、面白いことに、このストレスホルモンはミトコンドリアでつくられます。ミトコンドリアの役目はエネルギー生産のほかにもたくさんあるのですが、ホルモンの合成もミトコンドリアの役割のひとつです。

運動によるストレスにはプラス面も大きいのですが、心理的ストレスによる臨戦態勢にはメリットはほとんどありません。さらに悪いことに、**心理的ストレスは活性酸素を発生させるだけでなく、免疫機能も低下させてしまうという特徴があります。**そのため、多くの病気の引き金になっているのです。

少しのストレスは人間にとって必要な要因なのかもしれませんが、長期にわたる肉体的ストレスを解消するには休息しかありません。プロローグでは「休んでばかりいてはダメ」とハッパをかけましたが、ストレスが長期にかかっているときは、話は別です。

心理的ストレスの解消には休息が一番です。好きなことをしてリラックスすることが大切だと思います。

少なくとも「老いの仕組み」から離れるためには、急いでばかりいない「ゆったりとした生活」がいいことは確かです。

絢香さんが告白したバセドウ病の症状とは

絢香さんは、大好きな歌手の一人です。

フィギュアスケーターの安藤美姫さんと同じ誕生日ということでも有名です。

安藤美姫さんは二〇〇七年に世界フィギュアスケート選手権で優勝しましたが、エキシビションで絢香さんの生の歌声にのせてスケーティングしたときは、思わず胸のうちが熱くなるほど感動しました。

そんな絢香さんは結婚を期に、バセドウ病であることを告白し、今後はその治療に専念するということで、歌手業は休業することになりました。

バセドウ病とは、甲状腺ホルモンが過剰に分泌され、ミトコンドリアのエネルギー

代謝が異常なほど激しくなる病気です。そのため、いつもジョギングをしているのと同じ状態におそわれ、微熱が生じて疲れやすくなってしまいます。

甲状腺ホルモンとは、喉にある甲状腺から分泌されるホルモンで、エネルギー代謝を活発にし、体温を上げる役割を担うホルモンです。このホルモンは、全身の細胞にはたらきかけるので、全身の細胞を一斉に元気にしてくれます。

また、朝の光を浴びると分泌され、一日のはじまりに活動のエネルギーを供給してくれるという一面も持っています。そして夜には少なくなるので体温が下がります。

つまり、「生活のリズム」に沿って分泌されているということです。

生活のリズムを保つことによって、エネルギーが必要な昼にはエネルギーを合成し、必要のない夜にはエネルギーの無駄をなくすようにはたらいてくれています。

ですから、甲状腺ホルモンがいつも多い状態になるというのは、生活のリズムとかけ離れたこと、常に昼が来て夜がまったく来ない状態と言えます。そうすると、エネルギー代謝はいつも活発になっている状態なので、その分、いつも活性酸素が出やすい状態になってしまうのです。

バセドウ病を患っていない方でも、自律神経のバランスが崩れると甲状腺ホルモンが過剰に分泌され、ミトコンドリアのエネルギー代謝が不必要に活発化します。すると同じように活性酸素が生まれやすくなり、体が傷つき、老化を早めます。

自律神経の不調は「生活のリズム」が乱れることで起こりやすい症状です。

不規則な生活が続いたときに体調が悪くなったり、肌が荒れたりした経験が一度はあると思いますが、それは甲状腺ホルモンの異常により、活性酸素が過剰に生まれたせいでもあるのです。

念のため申し上げると、もちろんバセドウ病は不規則な生活が原因となる病気ではありません。

ただ、バセドウ病の「症状」は普段の私たちにとって決して無縁のものではなく、ごく身近で起こりうるということを知っておいてほしいと思います。

体の不調も肌荒れも、体が「老い」に近づいた証拠です。

そうならないためにも、生活のリズムを保つことによって、甲状腺ホルモンが必要以上に分泌されない生活を送ってほしいと思います。

結局のところ、規則正しい生活をすることがストレスを軽減し、一番健康的に過ごすための生き方なのです。

エネルギーとは「貯金のできないお金」である

運動したり、頭を使ったり……、活性酸素はミトコンドリアがエネルギーを生み出せば、必ず発生します。

活性酸素の害を減らすには、活性酸素の発生を最低限に抑えながら、質のいいエネルギーをつくらなければなりません。しかし「そんなことは本当に可能なのだろうか」、そう思われる方もいるでしょう。

しかし安心してください。

誰でもちょっとした心がけで「質のいいエネルギー」はつくり出せるようになるのです。

これまでは活性酸素がなぜ老化を促すのか、そして活性酸素はどのような場面で生じるのかをお話ししてきました。

いわば「老いの仕組み」です。

それに対して、ミトコンドリアが生み出すエネルギーのことを知り、いかに質のい

いエネルギーを生み出すかを知ること、それはいわば「若返りの仕組み」を知ることなのです。

そもそも私たちの命を支えている「エネルギー」とはどのようなものなのか、まずはそのことについて少しばかり知っていただきたいと思います。

ミトコンドリアは、「エネルギーをつくる工場」だとお話ししました。でも、ミトコンドリアでつくられているのは、正確に言うとエネルギーそのものではなく、「ATP」と呼ばれるエネルギーを放出する物質です。

これは、私たちの身近なものでたとえるなら、花火の火薬のようなものです。火薬は、それ自体はエネルギーではありませんが、点火して大きなエネルギーを出すことができます。

「ATP」の正式名称は、「アデノシン三リン酸」といいます。ミトコンドリアでは、私たちが日々の食事から取り込んだ食べ物と、呼吸によって取り込んだ酸素を使ってATPという物質を合成しているのです。

ATPからは決まった量のエネルギーが得られるうえ、体の中で必要とされるあらゆるエネルギーと交換することができるので、ATPは「エネルギー通貨」とも呼ばれています。

体の中のエネルギーにもいろいろな使い方があります。

ひとつの細胞の中では、必要な物質をつくったり、細胞の外へ出し入れしたり、壊れたところを直したり、さまざまな使い方がされます。力を出すにも、体温を上げるにも、細菌やウイルスなどの外敵と戦うにもエネルギーは必要です。

考えたり、記憶したりする神経作用にもやはりエネルギーは必要です。

長時間学習をしたり、集中してアイデアを出したり、また、恋愛について悩んだりすると疲れるのは、たくさんのエネルギーを使っているからにほかなりません。

ATPはこれらのどんなエネルギーにも変えることのできる、オールマイティーのエネルギーなのです。ですからまずは、ATPをつくり出して、そのATPのエネルギーを必要な形で使ってもらうという仕組みになっています。

何をするのにも必要で、どんなものとも交換できる——そんなお金ととてもよく似たATPですが、ひとつだけ、お金とは大きく違った特徴があります。

それは、**お金は貯《た》めておいて必要なときに使うことができますが、ATPは蓄えて**

おくことができないということです。

各々の細胞の中のミトコンドリアでつくられたATPは、その細胞の中だけで使われます。そのため、筋肉や神経などエネルギーをたくさん必要とする場所では、ミトコンドリアも多く、ATPもたくさんつくられています。そうでなければその場所で必要なエネルギーを供給できません。

ATPはつくられてからわずか一分ほどで消費されてしまうため、私たちの体では、生きている限り二四時間休みなくATPがつくられつづけます。

そして、そのATPが、絶えず使われつづけることで体の機能は止まることがなく、命が保たれているのです。

九〇歳からでも基礎代謝を増やすことはできる!

つまり、生きるということは、ATPをつくりつづけ、使いつづけることなのです。

そのATPは、私たちの体内でつくられる物質としてはもっとも多いもので、一日でその人の体重分の重さのATPを合成します。

私たちは寝ている間も呼吸をしますが、そのような、寝ていても消費されるエネルギーのことを、「基礎代謝エネルギー」と言います。

基礎代謝は、体温を一定に保ったり、心臓を規則正しく動かしたり、呼吸をしたり、細胞の代謝をしたりといった、生きるために必要不可欠なことに使われるエネルギーのことです。

体は生きることを最優先するので、つくられるエネルギーの約六〜七割ものエネルギーが、生きるために必要不可欠な基礎代謝に使われます。

年をとると私たちの基礎代謝は次第に減っていきますが、それは、体がエネルギーを必要としなくなるからではありません。**ミトコンドリアの質の低下によって、エネルギーをつくる能力が低下することこそ、基礎代謝が低下する原因**なのです。その証拠に、九〇歳を過ぎてからでも生活習慣を少し変えさえすれば、ミトコンドリアを増やすことで基礎代謝は増えていきます。

これが大まかな「エネルギー」の仕組みです。

では、このエネルギーはどうやってつくられているのでしょうか。第1章でも触れましたが、**そのキーワードは「食べ物」と「酸素」のふたつです。**

私たちは、食べ物を食べ、酸素を吸って、体の中でエネルギーをつくって、二酸化炭素を吐き出しています。

こうした酸素を使って、二酸化炭素を出すという表面にあらわれる結果だけ見ていると、まるで食べ物が体の中で燃えたように見えます。食べたものが燃えるとか、脂肪を燃焼させるといった表現がよく使われるのはそのためです。

しかし実際に私たちの体の中で起きていることは、ものが燃えるのとはまったく違うプロセスです。

まず、口から入った食べ物は、胃腸で消化され、大きく三種類の栄養素に分解されることで体に取り込まれます。その三種類とは「グルコース（ブドウ糖）」「脂質（脂肪酸）」そして「アミノ酸」です。

一方、酸素は、呼吸によって肺に入り、血液中に取り込まれます。

体に取り込まれた栄養素と酸素は、ともに血液によって体中の細胞に運ばれ、細胞のミトコンドリアでエネルギー（ＡＴＰ）をつくる原料として使われます。

ミトコンドリアでATPをつくるには、たいへん多くのステップが必要です。そのすべてをひと言で説明するのはとても難しいことですが、そのひとつひとつのステップはどれもノーベル賞に値するほど重要なものばかりです。

実際、ミトコンドリアの中でどのようにしてATPをつくり出しているかという研究では、七回、合計で九人のノーベル賞受賞者を出しているほどなのです。

その中でも、誰もが想像さえしていなかったことは、ミトコンドリアにはいったん、栄養素のエネルギーが「電気」として蓄えられ、その電気エネルギーを使ってATPをつくり出すということです。

このミトコンドリアの電気エネルギーに関する研究では、同じ分野の研究であるにもかかわらず、二回もノーベル賞が与えられました。

そのくらい驚くべきことだったのです。

体にとって食べ物は「電気の素」である

極端な言い方をすると、**食べ物は「電気の素」**です。

携帯電話が普及するにつれて、充電式のバッテリーがよく使われるようになりましたが、ミトコンドリアを包む膜には、充電式バッテリーと同じように、電子が流れ、「電気エネルギー」が発生することになります。流れる電子はバッテリーやモーター、電池などとまったく同じものですが、ただひとつ、ミトコンドリアには巨大な電圧がかかるという点で大きく違います。

それは、電圧のかかる場所を一センチメートルの厚みに拡大して考えると、そこに二〇万ボルトという、とてつもない電圧がかかっているという計算になります。もしも、一センチメートルに一〇万ボルトの電圧をかければ、どんなすぐれた絶縁体でもたちどころに放電してしまうでしょう。それほど大きな電圧を受けているのです。

ミトコンドリアではこの電圧を利用して、この世でもっとも小さいモーターを回転させ、ATPを合成しています。このモーターのエネルギー効率はほぼ一〇〇%で、この世でもっとも優れたモーターをミトコンドリアは使っているのです。

発電所から家庭のコンセントに電気を流すまでに、電気エネルギーは五〇%近く失われることを考えると、エネルギーの損失がなく、ほぼ一〇〇%という効率を維持できるというのは、奇跡に近いことなのです。

ミトコンドリアが効率よくATPを合成できるのは、食物をいったん電気エネルギーに変えて使っているからです。

ミトコンドリアには、電子が流れ、巨大な電圧がかかる――。

なかなかイメージしにくいところもあると思いますが、電気エネルギーを使ってATPを合成しているということだけは覚えておいてほしいと思います。

というのも、**この電気エネルギーを使っているということが、活性酸素を生み出してしまう根っこの原因になっている**からです。

電気製品は毎年改良され、より消費電力が少なく長もちする新製品が出ています。

身体も同じです。

「エネルギー」を少しずつ改良していくことで、「若返りの仕組み（質のいいエネルギー）」のある、よりよい体に生まれ変わることが可能となるのです。

「運動をすると短命になる」というウワサは本当か？

活性酸素の害が注目されるようになって、すでに二〇年以上がたちました。マスコミにも活性酸素の害が取り上げられる機会が増え、「運動しない健康法」のような本も出版されました。

確かに、運動するとエネルギー代謝が活発になり、たくさんの酸素が消費されます。その結果、活性酸素も発生します。

ミトコンドリアでは酸素を使ってエネルギーをつくっていますが、エネルギーをつくればつくるほど、どうしても活性酸素が生じてしまいます。だから、「運動は長寿のためにはよくない」というのです。

また、ミトコンドリアが多くなれば活性酸素を発生させる場所が多くなるので、活性酸素が増えて、健康にはよくないとまで言い出す人も出てきました。

でも、この議論はあまりにも単純な話と言わざるをえません。

私たちの経験からも、適度な運動が健康にいいということは誰もが納得していることと思います。

この議論の間違いがどこにあるかというと、**「エネルギー生成量に比例して活性酸素が生じる」の「比例して」という点と、活性酸素を消すシステムを私たちが持っていることを無視している点**にあります。

鳥型ミトコンドリアのように活性酸素の少ないミトコンドリアをつくることはできますし、ミトコンドリアを増やして全体のエネルギー量を増やせば、活性酸素を消す機能もよくなります。

遺伝的には同じと言える一卵性双生児で、運動習慣の違いが老化の進み具合にどのくらい影響を与えるかを調べた調査があります。

二四〇一人もの双子の運動生活の状態と老化の程度を調べたという大規模な調査でした。

すると、週に三時間以上運動する人は、週一五分程度しか運動しないもう一方の双子に比べて、老化の進み具合が遅かったのです。その結果、運動は健康によく、老化を遅くする効果があることが実証されたのです。

ただし、運動もやればやるほどいいというわけではありません。詳しくは第4章で説明しますが、ミトコンドリアを増やすためにも適度な運動、とくに「赤筋」の筋トレが効果的と言えます。

疲れるから運動しないほうがいい、活性酸素が生まれるから運動しないほうがいいというのは明らかな間違いだと断言いたします。

呼吸で取り込んだ酸素は、一～二%が活性酸素となる

そもそも、なぜエネルギーを生み出すときに、老化の原因となり体の若さを奪う「活性酸素」は生じるのでしょうか。

活性酸素は、文字どおり「活性がある酸素」で酸化力の強い酸素です。

つまり、この酸素はほかの物質と結びつきやすいということでもあり、「鉄」や「銅」が錆びやすいのと似ています。

また、意外に知られていないのですが、活性酸素はひとつの物質の名前ではありません。いくつかの物質の総称として「活性酸素」と呼んでいます。

少し具体的な話をすると、活性酸素は電子と酸素が結びついた物質のことをいいます。**そしてその物質は三回「変身」するのです。**

まずは、酸素が電子を吸収して「スーパーオキシドラジカル」という活性酸素になります。するとその活性酸素が、また電子を吸収してさらに酸化力の高い「過酸化水素」という活性酸素になります。そして、さらに電子を吸収することで、これまでより格段に酸化力の強い（攻撃力の強い）「ヒドロキシルラジカル」という過激な活性酸素になっていくのです。

ちなみに、これらの活性酸素はフリーラジカルと呼ばれることがあります。

私が学生のころに盛んだった学生運動では、過激な行動、暴力行為をする過激派も少なからず存在し、その過激派を指して「ラジカル派」と呼んでいましたが、理由は同じだと思います。

ではこの活性酸素はなぜエネルギーを生み出す際に、一緒に発生してしまうのでしょうか。

ミトコンドリアでは、「電子」と「食事」を利用してＡＴＰという物質を合成します。その際、電子はミトコンドリアを包む膜の上を流れていくのですが、**その膜の上は平**

均台のように細く、ときどき電子がこぼれ落ちてしまうのです。

加えてミトコンドリアには、とてつもない電圧がかかるので、電圧が一瞬でも高くなったときには、どうしても電子がこぼれ落ちてしまいます。

電子が同じリズムでゆっくりと歩いていれば、平均台から落ちる頻度は少なくなります。ところが、平均台の上でおとなしく立ち止まっていたときに、急に動けという命令が出されると、慌てて動き出し、平均台から落ちてしまいます。これは、酸欠状態のときに酸素が急に入ってきた状態です。

このこぼれ落ちた電子が、近くにある酸素と結びついてしまったものが、乱暴者の活性酸素なのです。

エネルギーをつくる際に、順当にプロセスが進めば電子はこぼれないはずですが、残念ながら私たちの体は最初からそれほど完璧にはつくられていません。

呼吸で取り込んだ酸素の一～二％が活性酸素になっていると言われています。そして、ミトコンドリアの質の低下や、ストレスや早食い、急激な運動の開始や停止などによって過度な負担がかかると、もっと多くの活性酸素ができてしまうのです。

マイルド・カップリングが活性酸素の発生を防止する

活性酸素ができてしまう原因が「こぼれ落ちる電子」にあるということは、できるだけ電子がこぼれ落ちないようにすれば、それだけ活性酸素の発生を防ぐことができるということです。

質のいいミトコンドリアの代表として、鳥のミトコンドリアを挙げましたが、これはどのようにいいのかというと、たくさんエネルギーをつくっても、電子がこぼれ落ちにくい構造になっているということです。

人間の中にも「鳥型」と言えるほど良質のミトコンドリアの持ち主も少しはいますが、それは遺伝的なものなので、誰でも、というわけにはいきません。

私たちは「ちょっとした努力」によって電子をこぼれ落とさないようにしなければなりません。

電子がこぼれてしまうのは、急激に電子が流れたときと、電圧が高くなりすぎたときです。ならば、電子の動きを抑えてやればいいということになります。

電子は、栄養素（食物）からエネルギーをつくり出すときに動くものなので、エネルギーの生産を少し低下させてでも、電子のスピードを遅くすればいいということになります。

エネルギーの生産を少し犠牲にしても、電子がこぼれないように電圧を下げている状態、その状態を「マイルド・カップリング」といいます。

そしてこのマイルド・カップリングの状態をつくり出すためには、ミトコンドリアの「量」が必要なのです。

ミトコンドリアの量がたくさんあれば、大量のエネルギーが必要になっても、ひとつのミトコンドリアにかかる負荷は小さくなります。

一〇〇個のATPが必要になったとき、ミトコンドリアがひとつしかなかったら、そのひとつのミトコンドリアがフル稼働して一〇〇個のATPをつくらなければなりません。急いでつくろうとすると、電子がこぼれ落ちる頻度も高くなるので、活性酸素が大量にできてしまいます。

でも、ミトコンドリアが一〇個あれば、ひとつあたり一〇個のATPをつくればいいので、電子の流れは安定し、マイルド・カップリングが実現するということです。

ミトコンドリアの量を増やすことが体を若くするというのは、「エネルギーの緊急事態」をつくらせないということだったのです。

ミトコンドリアの「量」が「質」をつくり出す

エネルギーを効率的につくるためには、ミトコンドリアの「量」が必要です。そして、ミトコンドリアの量が多くなれば、エネルギー生産時に活性酸素の発生を抑えることができることもわかりました。

あとはミトコンドリアの「量」を増やす方法がわかれば老化とも病気とも疎遠な、エネルギーにあふれた若い体になります。

ミトコンドリアを増やす方法は四つあります。

①マグロトレーニングをする
②姿勢を保つ

③寒さを感じる
④空腹を感じる

いずれの方法も、体に「エネルギーが不足しているよ」というシグナルを与えることがポイントです。

食事制限によってエネルギーが不足したときと、運動によってエネルギーが不足したときでは、体の中で起きる変化は少し違うのですが、どちらも最終的には「ミトコンドリアを増やすように」というシグナルが出て、ミトコンドリアの量が増えるというわけです。

ミトコンドリアが増えると、体にはさらにいい変化が起きます。

それは、ミトコンドリアの質がよくなることです。

ミトコンドリアはすべて品質が同じわけではありません。わりと質のいいミトコンドリアもあれば、せっせとはたらいた結果、古くなって質が悪くなってしまったミトコンドリアもあります。

私たちの体には、そんな古いミトコンドリアを捨てる機能もあるのです。

量が増えると質がよくなるのはこのためです。数がたくさんあれば、質の悪いものを捨てることが可能になるということです。

たとえば、あなたがスーツを二着しか持っていなかったとしましょう。ちょっとシミがついたり、少しすり切れたりしたからといって、捨てることができるでしょうか?

染み抜きをしたり、繕ったりして、なんとか着るはずです。

でも、もしもスーツを二〇着持っていたらどうでしょう。シミがついたものを捨てることができるはずです。

ミトコンドリアも同じです。

エネルギー生産工場であるミトコンドリアの量がたくさんあれば、質の悪いものを捨てていいものだけを残すことができますが、量が少ないと、エネルギーをつくることが優先されるので、少々不具合があっても、活性酸素がたくさん出てしまっても、工場を取り壊すことはできません。

ミトコンドリアが増えてはじめて、質の低下したものを壊すことができるようになるのです。

ですから、質のいいエネルギーをたくさんつくるためにも、まずはミトコンドリアの量を増やすことが必要なのです。

第3章

メタボはエネルギー代謝の病気である

内臓脂肪を減らす「唯一の方法」とは

メタボリックシンドロームという言葉がお茶の間に登場したのは二〇〇六年のことです。メタボリックシンドロームを略して「メタボ」と呼び、急速に世間の認知を得ることとなりました。その年の流行語にもなり、健康への関心を高めてくれた言葉です。

ただし、急速に普及したがゆえでしょう、メタボリックシンドロームを単純な「肥満」と誤解している人が少なからずいるように思います。メタボはただの肥満とは違いますし、「肥満」そのものに問題があるわけでもありません。

そもそも、「メタボリック」とは何かご存じでしょうか？

「メタボリック／metabolic」の直訳は、肥満ではなく「代謝」です。

ですから、メタボリックシンドロームとは代謝症候群、つまり代謝異常によって起きるさまざまな病的変化ということになります。そして、代謝とは「エネルギーをつくり出すこと」なので、**メタボリックシンドロームも、ミトコンドリアの機能低下が**

原因で起こる、もっとも重大な病気のもとなのです。

それまで問題なく食べ物からエネルギーを生み出していた体が、次第にエネルギーを生み出せなくなれば、当然体には余分な脂肪が溜《た》まってしまいます。

たとえば、一〇〇の食べ物から一〇〇のエネルギーをつくっていたとしましょう。それがミトコンドリアの不調により六〇しか生み出せなくなったとしたら、四〇の食べ物は余分に摂取したことになります。するとその四〇がそのまま脂肪として蓄えられ、肥満になってしまう、ということです。

これは意外に知られていない事実ですが、これを知らない限り本当にメタボを予防することはできませんし、もちろんメタボを改善していくこともできません。

しかし、正しい理解の浸透が遅れている一方で、メタボ人口は急速に増加していきます。

肥満を中心として糖尿病、高脂血症、高コレステロール、高血圧、動脈硬化といった病気を「代謝病」といいますが、これらがさまざまな形で組み合わさったメタボは、心筋梗塞《しんきんこうそく》、脳梗塞などの心臓や血管の循環器系統に異常を引き起こすことから、大変重大な病気と考えなければいけません。

「肥満は万病のもと」という言葉もありますが、まさにそのとおりです。**ただし、体に悪いのは「皮下脂肪」の蓄積ではありません。それよりも内臓脂肪のほうがはるかに危険なのです。**メタボの正式な日本語訳は「内臓脂肪症候群」です。内臓脂肪が溜まることが原因なので、その原因をズバリ言い当てたわけですが、同時にそれほど脂肪が危険な病気のもとであることも指し示しています。

ところが、私たちはメタボに対する危機意識がかなり薄いと言っていいと思います。少なくとも、メタボを心筋梗塞や脳梗塞ほど重大な病気と考えている人はほとんどいません。その原因のひとつは、内臓脂肪が増えただけではすぐに目に見える症状が出ないことにあります。

どこか体の調子が悪くて病院に行く——。

なるほど、糖尿病なら内科、脳梗塞なら脳外科か神経内科……となります。しかし、本質は代謝のバランスが崩れていることにあるため、それぞれ個別に治療を試みてもうまくいきません。診察を受ける科は別々であるのに、その根本的な原因がひとつであることに気づかないのです。

メタボの解消・予防を目指すには、ミトコンドリアによる代謝を上げて、内臓脂肪

を減らせばよい——これが現在わかっている唯一の方法です。

決して内臓脂肪だけが問題なのではありませんし、内臓脂肪を減らせばいいというのも正確ではありません。

ミトコンドリアが生み出すエネルギーと食事の量＝「代謝のバランス」といった根本要因を健康な状態に保つことが、「万病のもと」を回避する万全の策なのです。

「やせ体質」か「太め体質」かは、思春期までに決まっている

豚肉や牛肉に見られるあの白い脂肪、それを中性脂肪といいます。

皮下脂肪や内臓脂肪も中性脂肪で、血液中にも含まれている脂肪です。トリアシルグリセリド、あるいは略してトリグリとも呼ばれ、脂肪細胞の中に蓄えられます。健康診断では血液検査の結果として報告されるので、なじみのある方もいるかもしれません。

「脂肪の倉庫」のような脂肪細胞は、普通の人で三〇〇億個、肥満の人は四〇〇〜六

○○億個の細胞があり、中性脂肪を蓄えるという役割を担っています。人の細胞は全身で六〇兆個ですから、わずか〇・一%以下程度です。

この〇・一%の細胞の中に体の脂肪が溜まっていることを考えると、いかに脂肪細胞は脂肪を溜め込むことができるのかがわかります。

そしてもうひとつ、脂肪細胞には大きな特徴があります。

それは、**脂肪が増えたからといって、蓄積される脂肪細胞の数はほとんど変化しないということです。**これは大きな特徴です。

脂肪細胞の数は一生変化しないわけではありませんが、乳児期と思春期にほとんど決まってしまいます。ですから、乳児期や思春期に栄養過多になってしまうと、その栄養を蓄えようとして、脂肪細胞の数が増えてしまいます。

乳児は少し太っているくらいのほうがかわいいですし、それを「順調な成長」と感じてしまうことも少なくありません。でも、外側からは見えなくても、体の内側では確実に脂肪細胞が増えていき、脂肪を溜め込みやすい体に成長してしまいます。

よく女性誌の特集などで「やせやすい体」「太りやすい体」という話題が取り上げられますが、その違いのひとつは「乳児期と思春期の脂肪細胞の数」だったのです。

脂肪細胞が多いと、それだけ脂肪を溜め込みやすいので、太りやすい体になります。肥満というのは、脂肪細胞が増えるわけではなく、ひとつの脂肪細胞の中に蓄える中性脂肪の量が増えることをいいます。

ちなみに、蓄えられる脂肪は、余分な糖分やアルコールから生成された脂肪も含みます。

ダイエットや健康のために脂肪摂取だけを減らしてもなかなかやせない、炭水化物だけを減らしたり、お酒だけを制限したりしてもやせないというのは、ここに原因があるのです。

なぜ三谷幸喜さんは徹夜仕事で「げっそり太る」のか

脚本家の三谷幸喜さんが、何かのエッセイで面白いことを書いていました。徹夜で仕事をすると「げっそり太る」というのです。

げっそり太るとは妙な表現ですが、げっそりとやつれるほど疲労するけれど体は太る、ということです。研究という仕事柄、夜遅くまで仕事をすることの多い私には、これは、普段感じていたけれど言葉にできなかったことを、じつにうまく表現した絶妙な言い回しに思えました。

確かに、夜仕事は「げっそり太る」のです。

ひと晩中仕事をしているということは、それだけエネルギーをたくさん使っているということです。実際、徹夜で仕事をするとかなり疲労するので、やせてもよさそうなものなのですが、体重を測るとなぜか太っていて、ちょっとがっかりしてしまいます。

なぜエネルギーを使うのに、太ってしまうのでしょう。

じつは、徹夜すること自体が太る原因ではありません。

問題は、三谷さんの執筆という仕事も、私の研究という仕事もそうなのですが、**体をあまり使わず頭ばかり使っているという状態が、「げっそり太る」原因なのです。**

私たちは、何をするにもエネルギーを必要とします。当然、頭を使って考えるのにもエネルギーを使います。

エネルギーは細胞の中にあるミトコンドリアが、それぞれの必要に応じてつくっています。体を動かすときは、動かす場所の細胞のミトコンドリアがエネルギーをつくり、頭を使うときは、脳細胞の中のミトコンドリアがエネルギーをつくります。

体でも脳でもミトコンドリアがエネルギーをつくるのは同じなのですが、脳と体では、ひとつとても大きな違いがあります。

体の細胞のミトコンドリアは、エネルギーをつくる原料に「糖（グルコース）」と「脂肪」と「アミノ酸」をバランスよく使うのですが、脳では「糖（グルコース）」しか使わないのです。

このため、脳ばかり使っていると血液中の糖分ばかりが使われ、血糖値が下がってしまいます。血糖値が下がると、糖しかエネルギー源にできない脳は、糖分を体に取り込むようアラームを発します。

これが「空腹感」です。

この空腹感によって、私たちはついつい夜食を食べてしまうのですが、脳がほしがっているのは糖だけなので、食事に含まれる脂肪やほかの栄養素は使われることなく体に蓄積されてしまいます。

こうして、徹夜で仕事をして脳はげっそり疲労するのですが、体はもともと蓄積されていた脂肪が使われないまま、また新たに脂肪が蓄積されてしまうので太ってしまうのです。

空腹感があるときは、カロリーの高いものを食べたくなるものですが、**太りたくないならここで間違ってもカップラーメンやケーキ、スナック菓子など脂肪の多いものを食べてはいけません。**脂肪は脳のエネルギー源にならないうえ、血糖値を上げるのにも時間がかかるからです。

太りたくない人は、その空腹感にだまされて夜食を食べないことです。その空腹感は、体のエネルギーが足りないというシグナルではなく、脳が糖分をほしがっている合図です。

脳の神経活動のエネルギー源は糖分ですので、低血糖になると頭の回転はどうしても悪くなってしまいます。もしおなかが空いてたまらなかったり、集中力が低下したり、低血糖で頭がぼうっとしてくるようなら、やはり糖分をとることが必要です。

そのときは、**できるだけ純粋な糖分をとるようにするといいでしょう。**

たとえば、あめ玉をなめたり、お砂糖を多めに入れたコーヒーや紅茶を飲んだり、純粋な糖分は素早く血糖値を上げてくれるので、脳に糖分を供給し、頭の回転も速くなり、空腹感も素早く解消してくれます。

夜食を食べなければ、徹夜仕事は「げっそり疲れ」はしますが、「げっそり太る」ことはありません。

でも、本来なら睡眠によって体を休めている時間にはたらくということは、不規則なリズムでエネルギーを使うということですから、それだけ活性酸素を生み出し、老化のリスクを高めます。

「げっそり太る」ことを防止できたとしても、やはり健康のためには徹夜はしないほうがいいでしょう。

メタボは体によくないが、「やせすぎ」はもっと悪い

二〇〇八年四月から、厚生労働省は四〇歳以上の公的医療保険加入者を対象に、「特定保険健診・特定保健指導」を義務づけました。

いわゆる「メタボ健診」です。

メタボ健診の導入により、病気の発見・予防につながったという人も少なくはありません。それに伴い、メタボを解消しようとする人も周囲に増えてきているように思います。

でもじつは、少々のメタボより、やせすぎのほうが寿命を短くしてしまうのです。

重度の肥満は確かに体によくありません。さまざまな病気を招き、寿命を短くすることも事実です。そして、そうした肥満の人たちが、やせることで健康状態が改善することも事実です。

肥満度を知る指標に「ＢＭＩ（Body Mass Index／ボディマス指数）」というものがあります。

これは体重と身長からその人の肥満度を算出するものです。

$$\mathrm{BMI} = \frac{\text{体重（kg）}}{\text{身長（m）} \times \text{身長（m）}}$$

この計算式であらわされるもので、数値が二五以上だと肥満、一八・五未満がやせ、と判定されます。厚生労働省は、もっとも病気になりにくいのはＢＭＩの数値が二二のときだとして、これまでメタボ対策を進めてきました。

ところが、国立がんセンターの疫学調査によって、もっとも寿命が長いのはＢＭＩ値が二五〜二七の軽度肥満の人だということがわかったのです。しかも、体にいいと考えられていた、やせている人（ＢＭＩ一八・九以下）たちの死亡率は、なんとＢＭＩ三〇以上の肥満の人と同じだったのです。

具体的な数値で言うと、身長一六〇センチメートルの人なら、もっとも寿命が長いのは体重六四〜六九キログラムで、体重四八キログラム以下のやせている人は、体重七七キログラム以上の太りすぎの人と同じぐらい寿命が短くなるということです。

肥満やメタボを恐れる人はたくさんいますが、やせすぎを気にする人はあまりいません。でも本当は、やせすぎは重度の肥満と同じぐらい体には悪いのです。

国立がんセンターは、この調査結果についてはっきりした理由はわからないとしていますが、**やせすぎの人の寿命が短くなるのは、脂肪だけではなく、筋肉の量も極端に少ないことが原因なのではないか**と私は考えています。

私たちの体の中でもっとも多くのエネルギーを消費するのは筋肉です。

筋肉は全体の約五〇％ものエネルギーを消費しています。その筋肉が少ないということは、エネルギーをつくる能力も極端に低いということです。

やせすぎの人は、免疫力が低くなることがわかっていますが、これもミトコンドリアのエネルギー不足が原因と考えられます。

私たちが健康な体を維持するためには、まず、必要なエネルギーをきちんとつくれる体であることが大切なのです。

脂肪細胞はやせている人の味方をする

メタボはなぜ危険なのか？

それはすべての健康の基本である、エネルギー代謝の異常によって引き起こされるからです。

ということは、**脂肪細胞自体は決して「悪者」ではないのです。**むしろ脂肪細胞は、血液を通じて全身にエネルギー源を供給するという、非常に大切な役割を果たしています。

ここで「エネルギー源」という言葉を用いたのには理由があります。

中性脂肪はミトコンドリアのはたらきによって、エネルギー源として体内で消費されますが、中性脂肪のままではエネルギーになりません。**ミトコンドリアは中性脂肪が分解された脂肪酸を使うのです。**

Lカルニチンという一般にも十分に普及しているサプリメントがありますが、このLカルニチンには脂肪酸をミトコンドリアに吸収させるというはたらきがあります。そのため、脂肪を燃焼するエネルギー代謝に効果があるわけです。

ちなみに脂肪酸は心臓のエネルギー源として用いられます。

心臓が力強く拍動できるのは脂肪酸のおかげであり、その大本である中性脂肪がなければ、心臓を元気よく動かすこともできないのです。

話を元に戻しましょう。

脂肪細胞にはエネルギー源を蓄え、供給するという役割があるわけですが、じつはもうひとつ、非常に大切な役割があります。それは**ホルモンを何種類も分泌している**

ということです。

しかも、ホルモン分泌の仕方には不思議な特徴があります。

脂肪細胞が脂肪を溜め込んでいるときと、脂肪が少ないときでは分泌するホルモンの種類が違うのです。

簡単に言うと、**脂肪を溜め込んでいるときは体に悪いホルモンを分泌し、脂肪が少ないときは体によいホルモンを分泌します。**内臓脂肪の量によって、「いい循環」か「悪い循環」かが決められるため、生活習慣病の予防に関して内臓脂肪が非常に重要であることがわかります。

だからこそ、政府としても生活習慣病を予防して医療費を節約するために、「メタボは無視できない」ということになった経緯があります。

脂肪細胞から分泌されるよいホルモンの代表はアディポネクチンといいますが、動脈硬化も糖尿病も防いでくれる非常に頼もしいホルモンです。そしてミトコンドリアも増やす役割があることがわかってきたのです。

アディポネクチンは、ミトコンドリアを増やし、エネルギー代謝を活発にすることで血中の余分な栄養を少なくし、糖尿病を防ぐという役割を果たしているのです。

脂肪細胞の数は残念ながら減らせません。

結局、アディポネクチンの効果を得るためにも、ミトコンドリアの量を増やして代謝をよくし、蓄えられる脂肪の量を減らすしかないのです。

食事は三〇分以上を目安に食べなさい

私たちは、食べ物がいくらあっても、いつまでも食べつづけることはできません。おなかがいっぱいになってしまうからです。というよりも、おなかがいっぱいになったと「感じて」しまうからです。

おなかがいっぱいになったと感じるのは、「満腹ホルモン」が分泌されることで、「満腹だ」と脳にはたらきかけるからです。

ですから満腹ホルモンが出なければ、いつまでたっても「おなかいっぱい」にはなりません。

これは私たちの健康にとって、非常に重要なことです。

この満腹ホルモンが正常に作用しなかったら……おわかりかと思いますが、すぐさまカロリーの過剰摂取を起こし、内臓脂肪が溜まってしまいます。

一方、**満腹ホルモンが正常に、そして効率よく分泌されれば、おいしく食事をしながら、カロリーをとりすぎることもなくなるのです。**

では、この満腹ホルモンはどのように分泌されるのかというと、じつはその鍵《かぎ》を握っているのが、やはり「脂肪細胞」なのです。アディポネクチン同様、脂肪細胞に脂肪が溜まっているかどうか、そこが大きなポイントになります。

ただ、アディポネクチンと違い、満腹ホルモンは脂肪細胞に脂肪が溜まりはじめたのを合図に分泌されます。

この、溜まり「はじめた」というのが重要です。

もし脂肪細胞に脂肪がぎっしり溜まっていると、少しくらい脂肪が溜まっても、脂肪細胞はそのことに気づかず、満腹ホルモンは分泌されません。

脂肪細胞に余裕がないといけないのです。

そのため、太っている人ほどいつまでも満腹になったと感じることができなくなってしまい、食欲も旺盛《おうせい》になります。

自然な考え方で言うと、太っている人はエネルギー源として脂肪をすでに蓄えているわけですから、あまり食べなくてもよいはずです。ところが、満腹感を得ることができず、食べ過ぎてしまう……。

脂肪細胞はここでも、蓄えている脂肪が少なければ健康にとってプラスに、多ければ健康に大きなマイナスになるようにできているのです。

こう言うと、少し肥満気味かなと心当たりのある人は不安になるかもしれません。でも、不安になる必要はありません。

「ちょっとした食事の方法」で、脂肪細胞と満腹ホルモンの循環を改善していくことは十分に可能だからです。

その方法が「**食事は三〇分以上かけて食べる**」ということです。

早食いが活性酸素を発生させるのでいけないということは、第2章でお話ししましたが、食事はなぜ三〇分以上なのか、その理由を説明するために、満腹ホルモンが分泌されるプロセスをお話ししたいと思います。

満腹ホルモンが出るまでには、ずいぶん手間のかかったプロセスを重ねなければいけません。

食事をはじめるとまず血糖値が上がります。すると、血糖値を下げようとするインスリンが分泌されます。するとインスリンは、糖を脂肪に変えます。その脂肪が脂肪細胞で溜まり出したことを脂肪細胞が感知して、満腹ホルモンを出す、という手順です。

この一連のプロセスにかかる時間がおよそ三〇分なのです。

ですから、三〇分すると人は満腹感を抱きはじめ、食べ過ぎることはありません。反対に、いつも三〇分以内で食事をすませる人は十分に気をつけてほしいと思います。早食いをすると満腹感を得られないだけでなく、消化液を大量に必要とするため、活性酸素を生み出すことになります。

ゆっくり噛《か》んで食べなさい――。

誰もが小さいころに一度は言われた言葉です。その言葉をもう一度思い出してほしいと思います。

満腹ホルモンも、体内時計で動き出す！

体内時計という言葉を聞いたことがあるでしょうか。

私たちの体が感じている時間の感覚のことで、この時間の感覚にしたがって、私たちは体温やホルモンの分泌などをコントロールしています。

目覚まし時計をかけなくてもちゃんと朝起きられるのは、体内時計がはたらいているからにほかなりません。海外に行くと時差ボケになるのも、日本時間での体内時計が体に染みついているからと言えます。

満腹ホルモンを正常に機能させるためには、この体内時計を乱さないことが必要です。

なぜなら満腹ホルモンは体内時計が狂ってしまうと分泌されなくなるからです。

生活のリズムをしっかり守っていれば食事をした三〇分後に満腹感が得られますが、昼夜逆転の生活をしたり、不規則な生活をしたりしていると、満腹感が得られず、いつも何かを食べたいという欲求が生まれてしまうのです。

夜勤していて夜食をつい食べ過ぎてしまったという経験を持つ人は多いのではないでしょうか。

夜は部屋を暗くして就寝し、朝は太陽の光をしっかり浴びて起床する。

「あたりまえの生活」にはそれだけの理由があるのです。

糖尿病も「ミトコンドリアの不調」からはじまる

糖尿病患者は予備軍を含めると国内で二二一〇万人います。これだけ多いと国民病と言ってもよいでしょう。糖尿病は、文字どおり尿に糖が出る病気です。血液の糖の濃度が高すぎて尿に漏れ出てしまう病気で、疲れやすく体がだるい、そして力が出ないという症状が見られます。

通常、糖の濃度が高くなると、インスリンというホルモンが分泌されて、余分な糖をグリコーゲンと脂肪に変えて蓄えます。さらに、骨格筋のミトコンドリアでも糖をエネルギーに変えて、血糖値を低くしようと試みます。

しかし、糖尿病患者はこの機能が失われてしまうのです。せっかく血液の糖の濃度が高くても、この糖がエネルギーとして使われません。

ではなぜ、血液の糖分を使わないのでしょうか。

その原因が「万病のもと」である脂肪にあります。

脂肪酸が多すぎると、心臓以外の筋肉ではエネルギーが十分にあると認識して、糖分を取り込まなくなってしまいます。

糖尿病では、筋肉のミトコンドリアで糖をエネルギー源として消費することができないので、糖の血中濃度は高いままになり、しかもエネルギーが足りない状態になってしまいます。

つまり、糖尿病は筋肉がエネルギーをつくれなくなる病気なのです。

エネルギーがつくれないので、疲れやすく、体がだるく、力が出ないという糖尿病の症状につながるわけです。

ちなみに外から入ってくるはずの糖分を使えなくなったミトコンドリアは、アミノ酸をエネルギー源として使おうとして、筋肉の中のタンパク質を分解します。すると糖尿病の人はエネルギー源が豊富であるにもかかわらず、やせてしまうことになり、しだいに筋肉もなくなってミトコンドリアも減ってしまうのです。

少なくなったミトコンドリアを回復することはなんとかできるのですが、インスリンを分泌する細胞が死んでしまっては、手遅れです。そのため、糖尿病は治らない病気とされてきました。

しかし、最近は初期ならインスリンを分泌する細胞を増やすことができる薬が開発されたので、初期の糖尿病は治せるようになったのです。

メタボをはじめとする代謝病はすべて私たちの体に「老い」をもたらし、健康を奪いますが、その根底にはやはり「ミトコンドリアの不調」が存在していることを理解していただけたかと思います。

くり返すようですが、その対策は「ミトコンドリアを増やすこと」。いたってシンプルです。

糖尿病患者の治療の基本は運動と食事制限ですが、じつはそれは、ミトコンドリアの増やし方でもあるのです。幸いミトコンドリアの増やし方はほかにもあり、大きく分けると四つの方法があります。

その具体的な方法については第4章以降でご紹介したいと思います。

ともあれ、ミトコンドリアは体にとって重要な細胞小器官です。そして重要な細胞小器官の中では、ほかに類を見ないほど簡単に、その量や質を改善することができます。

ミトコンドリアを実際に増やすことで生活は確実に変わる、そのことをみなさんに少しでも実感してほしいと思います。

第4章

ミトコンドリアを増やす運動習慣

まずは「マグロトレーニング」をはじめなさい

刺身やお寿司を食べたことがある人ならばわかると思いますが、マグロは赤身魚であり、ヒラメは白身魚です。

突然ですが、なぜ「身」の色がこうも違うのか、疑問に感じたことのある人もいるのではないでしょうか。じつはここに、ミトコンドリアを増やすためのヒントが隠されているのです。

ミトコンドリアは全身の細胞に存在していますが、その中でもとくに多い場所があります。

ひと言で言えば、エネルギーをたくさん使う場所です。

私たちがもっともエネルギーを使っているのは、体を動かすことと、考えることのふたつですから、おのずとミトコンドリアの多い場所は、「筋肉」と「神経」の二か所ということがわかります。

その中でもとくに、私たちの健康を左右するのは「筋肉のミトコンドリア」です。

筋肉には、次の三種類の筋肉があります。

①心臓を動かす筋肉
②内臓を動かす筋肉
③運動したり物を運んだりする骨格筋

心臓を自分の意思で止めたり、動かしたりすることはできませんし、内臓のひとつである大腸を私たちの意思で自由に動かすことはできません。もし大腸を自分の意思で自由に動かすことができれば、便秘に悩む人は存在しなくなるでしょう。

一方、骨格筋は私たちの意思で動かすことができます。

物を持ち上げたり、運んだりすることができるのは筋肉の力によるものです。姿勢を保つにも意識的に筋肉を使う必要があります。私たちが普段「筋肉」といって思い浮かべる筋肉、そう思っていただいてかまいません。

このことからわかることは、**ミトコンドリアを多く含む筋肉のうち、私たちが自分の意思でコントロールできるのは、「骨格筋」**だけということです。ですから、特別な筋肉を意識せずとも、いつもどおりトレーニングをすれば、ミトコンドリアは増やすことができるということなのです。

ただし、ひとつだけ注意点があります。

それは、**「瞬発力の筋肉」を鍛える運動ではなく、「持久力の筋肉」を鍛える運動をしなければいけない**ということです。

骨格筋には「赤い筋肉（赤筋）」と「白い筋肉（白筋）」があります。両方が混じりあったピンクの筋肉もありますが、赤い筋肉は持続力の強い筋肉、白い筋肉は瞬発力の強い筋肉です。

このうち、ミトコンドリアは白筋ではなく、赤筋のほうに多く含まれています。白筋にも含まれてはいるのですが、残念ながらいくら鍛えても健康にとって大きな効果は望めません。そうではなく、赤筋を鍛えればいいのです。

ここで冒頭の話を思い出してください。

マグロは赤身魚で、ヒラメは白身魚です。

これはマグロでは持久力のある赤筋が発達していて、ヒラメでは瞬発力のある白筋が発達していることによります。マグロは回遊魚ですので、常に泳ぎつづけなければなりませんが、ヒラメは海の底でじっとしていて、動くときは瞬発力を発揮して瞬時に泳ぎます。

トレーニングも、瞬発力の筋肉を鍛える「ヒラメトレーニング」ではなく、持久力の筋肉を鍛える「マグロトレーニング」が有効なのです。

最大心拍数は六〇％がちょうどいい

「マグロトレーニング」の特徴はなんといっても簡単に、誰でも、どこでもできるということです。

最近、ランニングをしている人を多く見かけますが、これは「マグロトレーニング」の代表と言ってもいいでしょう。自分の体力に合わせて運動量を調節できるので、学生からご高齢の方まで、誰でも自分のペースではじめることができる――それが大きな魅力のひとつです。

ジムに定期的に通っているのであれば、バイク運動やランニング運動をゆっくりと行うのがいいでしょう。

ただし、ランニングやバイク運動では息が切れるほどの運動は必要ありません。私たちの体は、あせらずゆっくりとした運動さえすれば、赤筋が発達し、ミトコンドリアが増えるようにできているのです。

長く運動が続けられるのは、その人が持つ限界の六〇％程度の運動量です。運動量の六〇％と言われてもピンとこない人もいるでしょう。

ランニングやバイク運動など、トレーニングの運動量の「ほどよさ」を測る基準がひとつあります。

それが**「心拍数」**です。

「ほどよさ」の運動量がわかりにくければ、**最大心拍数の六〇％になるように抑えながら行うとちょうどいい具合になります。**スポーツジムにあるマシンであれば、必ずと言っていいほど心拍数を測るための装置がついていますから、それを利用するとよりやりやすくなります。

個人差はありますが、四〇歳の人なら「脈拍一三〇」を目安にするとよいでしょう。三〇歳の人なら脈拍一三五、五〇歳の人なら一二五を目安にして、疲れない「マグロトレーニング」をする。それでミトコンドリアは増えてくれるのです。とはいえ体力は個人差が大きいですから、やや疲れるなと感じたら七〇％の強さだと思い、少し緩めればいいでしょう。

マラソンやジョギングといった持久力に関するトレーニングは、一～二週間で効果が出るのを実感しやすいトレーニングです。

運動すればするほどジョギングのタイムを上げられるように、「のびしろ」も非常に大きいと言えます。

ミトコンドリアは体の機能を動かすエネルギーをつくる、とても大切な場所です。それだけに、ミトコンドリアを増やすのには一年、少なくとも一か月くらいはかかるのではないかと思われる方が多いようです。

ところが、ミトコンドリアの変化は、意外と短時間で起きます。どのくらいかと言うと、**ミトコンドリアは一週間もあれば増えてくれるのです。**

六〇％の運動量のバイク運動を毎日二時間ほど続ければ、わずか一週間で一・三倍、一か月後には二倍にまでミトコンドリアが増えるという結果もあるくらいです。

「筋肉痛にならない」は、体が衰えきった証拠である

瞬発的な力を鍛えると思われがちな「筋トレ・ウエイトトレーニング」も、やり方を間違えなければ立派な持久力のトレーニングになります。

むしろ、一番効率的にミトコンドリアを増やすには、少し強めの力、筋肉の八〇%くらいの力を出すことです。一分間くらいでいいですから、八〇%の強さの力を出し、それを一日一〇回くり返すだけで、一～二週間もすれば、効率よくミトコンドリアが増えてくれます。

赤筋はとにかく長時間運動をすれば効果的と誤解してしまうかもしれませんが、ミトコンドリアを増やすには短時間で少し強めの力を出すほうが効果的なのです。

ウォーキング程度の運動は、有酸素運動として脂肪を燃やすには適切なのですが、ミトコンドリアを増やすにはあまり適していないのです。

ちなみに先ほどのトレーニングでは「運動量」の六〇%とお話ししましたが、ここでは「筋力」の八〇%が目安となります。

八〇%くらいの強さの力を自分で知るためには、まずは一〇〇%の力を知ることです。一〇〇%以上の力を加えると、筋肉が壊れて筋肉痛が生じます。筋肉痛が生じない程度に頑張った力が八〇%の力と考えてください。

とはいえ、八〇%の力がすぐにはわからない場合もあるでしょう。とくに最初のころは、「頑張ろう!」という気持ちが先行してしまい、翌日には筋肉痛に苦しむことも珍しくはありません。

久しぶりに運動をしたり、重い荷物を持ったりして筋肉痛になってしまった——。そんな経験もあると思います。これも、そのときに筋肉が一〇〇%の運動量を超えてしまった結果です。

でも、思い出してください。その後も同じような運動を続けていくと、次第に筋肉痛にはならなくなるはずです。

これは、筋肉が発達し、それまでの負荷に耐えられるようになったという証拠です。そうなれば、その筋力は一〇〇%を超えるようなものではなく、自分にとって最適なおよそ八〇%程度の筋力になっています。

その後は、少しずつペースを上げて、筋肉痛を起こさない程度に運動するのがいいでしょう。

また、筋肉痛に関して大きな誤解をしている方を時折見かけるので触れておきたいと思います。

それは、**「筋肉痛にならない体」になればいい、という誤解**です。とくに、高齢の方は注意してください。

若いころは、激しい運動をした翌日に筋肉痛になっていたけれど、社会人になってからは運動をした二日後に筋肉痛が出るようになった——ほとんどの方がそのような経験をしたことがあるはずです。

一般的にはあまり知られていませんが、**筋肉が痛くなるのは、筋肉が壊れたときではなく、その筋肉を修復するために新しい筋肉が増えようとしたときなのです。**

「乳酸が溜《た》まると筋肉痛になる」と言われることもありますが、それも正確な表現ではありません。正しくは、筋肉が増えることでその筋組織が神経を刺激し、痛く感じるのです。

年齢を重ねるほど筋肉の再生スピードは遅くなり、およそ二日かけて再生することになります。これが、社会人になると二日後に筋肉痛になる理由なのです。

何もせずにただただ年齢を重ねると、筋肉痛は三日後、四日後とさらに遅くなり、最後には筋肉痛そのものが起こらなくなります。**これは筋肉の再生能力が低下しすぎたあまり、筋肉が破壊されても増えなくなったということを意味します。**

激しい運動をしても筋肉痛にならない場合は、体の機能が低下しているサインです。そのときは少しずつ運動をすることが肝心です。

体は下半身から衰えていきますが、下半身の衰えは転倒を招き、骨折につながることも珍しくはありません。再生能力が低下した状態での骨折は、車イス生活や寝たきり生活にもつながりますので、十分に気をつけてほしいと思います。

また女性では、運動することによって腕や足が太くなることを嫌う人がいますが、それは白筋を鍛えた場合の話です。**赤筋を鍛えても腕や足が太くなることはありませんから、安心して運動に励んでほしいと思います。**

もし、筋肉の力を一〇〇％以上出してしまったなと思ったら、ストレッチを行うことで筋肉の破壊を防止できます。すると再生する筋肉量も抑えられますので、太くなることはありません。

赤筋が増えれば消費するエネルギー量、すなわち基礎代謝量も上がるので、ダイエットにも大きな効果があらわれるのです。

「短時間」で効果を出す有酸素運動とは

マグロトレーニングは赤筋を鍛えてミトコンドリアを増やす運動ですが、一番わかりやすいのが「有酸素運動」を利用することです。

有酸素運動は文字どおり、酸素を使って、脂肪を燃やすことを目的とした運動です。そのため、スリムアップには、有酸素運動は欠かせませんが、やり方によっては赤筋を鍛える効果もあります。

これからはじめられる人のために少し説明すると、有酸素運動というのは、ある特定の運動を指すわけではありません。「酸素を使って、脂肪を燃やす」という行為を含んだ運動すべてのことを指して有酸素運動と言っています。

具体的にはウォーキング、ジョギング、サーキットトレーニング、エアロビクスなど、さまざまな運動が有酸素運動になります。

たとえば、ウォーキングをする場合であれば、ゆっくり大きく呼吸することによって酸素を十分取り入れ、少し速めに歩いてください。そうすれば、三〇分ほどで汗ばんできます。

この体温上昇を「合図」に体は有酸素運動の状態に入り、脂肪を効率的に燃焼してエネルギーをつくり出すようになります。合図からさらに三〇分間、ペースを保って歩きつづければ、それだけ脂肪を多く燃焼することができます。

——多くの人がそのような話を耳にしていると思います。そしてそれを信じて実践していると思います。

でも一時間も運動したのに、そのうち「有酸素運動」となるのは三〇分間しかない。それはとても非効率なことです。実践したことのある人ならば、なぜ最初の三〇分は有酸素運動のために「犠牲」にしなければならないのかと、どこか納得のいかない感情を抱いたこともあるのではないでしょうか。

実際、日常生活では運動の時間を三〇分程度しかとれない方も多くいらっしゃるはずですし、少なくとも忙しい人にとっては、一時間の時間を確保するのは決して簡単なことではありません。

まとまった時間を捻出《ねんしゅつ》できず、運動をあきらめている人もいることでしょう。

しかし、それは大きな間違いであり、大きな誤解が存在しています。**じつは有酸素運動で脂肪を燃焼させるのに三〇分といった「まとまった時間」はまったく必要ないのです。**

これは最新の研究結果によってわかったことですが、エネルギーが消費されると、細胞内では「エネルギー不足」を感じて、すぐに脂肪を燃やそうとします。すると、エネルギー不足を感じとった細胞では、脂肪がミトコンドリアに入りやすくなるように道を広く開けてくれるのです。

また、エネルギー不足は脂肪を燃やすだけにとどまりません。

同時に、脂肪合成とコレステロール合成を止めるはたらきが生まれるのです。しかもこの反応は非常に速く、数分で行われます。

そして最後にもうひとつ、体にはうれしい特徴があります。

なんと、がんを抑える命令も出してくれるのです。詳しい説明は省きますが、とにかく**「エネルギーの枯渇状態」を事前につくってやればいい**のです。

具体的な方法としては、有酸素運動の前にやや強めの運動も組み合わせること、それだけで大丈夫です。強い運動を加えることでエネルギー不足が発生し、すぐに有酸素運動の状態に入ります。少し強めの運動と有酸素運動のくり返し、すなわちサーキット運動がもっとも脂肪を燃焼させる運動です。

そして同時に、サーキットトレーニングがもっともミトコンドリアを増やす「マグロトレーニング」でもあります。

その効果は、

①強めの運動でミトコンドリアをより効率よく増やしてくれる
②強めの運動によって有酸素運動状態に短時間で突入する
③脂肪合成をストップさせる

というように、一石二鳥にも三鳥にもなることがわかります。

ちなみに、**強めの運動はストレッチでもかまいません。**準備運動で少し強めに力を入れてストレッチをしたり、ウォーキングに小走りを加えたりするだけで、効果は驚くほど変わってきます。

たとえばウォーキングの具体的な方法は以下のとおりです。

①まず三〇秒ほど小走りをするように走る
②一分間ほど脈が整うまで歩く
③また三〇秒ほど小走りをするように走る

ウォーキングだけの場合、ミトコンドリアを増やす効果まではあまり出ませんが、これを最初にくり返すだけで有酸素運動の効果が上がります。汗が出てきたら有酸素運動に入ったというサインなので、そうなったらまわりの景色を楽しみながらウォーキングをしてください。三五分運動したとしたら、そのうち三〇分は脂肪を燃やすことができる効率のよい有酸素運動です。

ダンベルを使った準備運動も有効です。少し汗ばむくらいの準備運動を五分間してから、ジョギングやウォーキングに出かけてください。

適度な運動の強さは、個人差が大きいので自分に適した力加減を、ぜひ見つけてみてほしいと思います。五分もしたら、汗がどっと出てくるような強めの運動を見出せたら、ミトコンドリアを増やす生活習慣はもう目の前です。

「社交ダンス」に隠された超健康法の秘訣とは

一九九六年に公開され、日本アカデミー賞で数々の賞に輝いた「Shall we ダンス?」という映画がありました。

映画は大ヒットし、その後テレビでも数多く放送されたので、ご覧になった方も多いのではないかと思います。役所広司さん演じる主人公が、ふとしたきっかけから社交ダンスに夢中になり、生活そのものが生き生きと変化していく様子を描いた、大変すてきな映画です。

何を隠そう、私もこの映画に強く刺激を受けた一人です。

私はこれまで三〇〇本以上もの論文を発表してきましたが、ある年だけは、ほとんど論文を発表していません。その年は夢中になって社交ダンスを習っていたからです。「Shall we ダンス?」の主人公が夢中になったように、私も同じ状態になりました。

映画ではダンスの練習で、「背すじをのばす」ことに苦労していたことが印象的でしたが、私も最初は「背すじをのばす」ことから練習がはじまりました。

習いはじめは背すじをのばすという練習が地味に思え、それよりも早く華麗なステップを教えてほしいものだとつい愚痴をこぼすこともありましたが、背すじがピンとなるまではステップを教えてくれません。

それまで背すじをのばすことなど意識したことがなかったので、慣れるまでは意外な苦労をしましたが、なんとか背中の筋肉を使って姿勢を正すことを覚えたものです。

じつはこの「背すじをのばす」ということが、ミトコンドリアを増やすために非常に重要な意味を持っているのです。

映画でも背すじの訓練から次のステップに進んだ主人公は、どんどん生き生きとしていきます。もちろん、本格的な練習に進んだうれしさ、ということもあるのでしょうが、ミトコンドリアの視点から見ると、もうひとつ重要な事実が隠されているのです。

それが「背筋《はいきん》」です。

背すじをのばすためには、背中の筋肉を意識しなければいけません。姿勢を保つためには、背中の筋肉をずっと使いつづけなければいけないのです。これはとても「持久力」を伴う動作です。

勘のいい方はもうお気づきかもしれませんが、**じつはミトコンドリアは、筋肉の中でも姿勢を保つための筋肉、もっと具体的に言うと、「背筋」と「太ももの筋肉」にたくさん含まれています。**

ですから、背すじを意識すれば体は健康になり、見た目にも内面的にも自然と若くなるのです。

スクワットなどが健康にいいのも、中腰の姿勢になると太ももの筋肉が使われるためと言えますし、背すじをのばすことを重視する社交ダンスは、社交やスポーツとしてだけではなく、健康法としても優れているのです。

社交ダンスの音楽は一曲三分くらいですが三分間姿勢を保ちながら運動すれば、ミトコンドリアを増やすには十分なので、時間的にもちょうどいいのです。

古来より伝わる動きほど健康にいい

もちろん、社交ダンスでなければ効果が出ないというわけではありません。

社交ダンスのように、姿勢を保つような動きが含まれていれば背筋が鍛えられるため、ミトコンドリアは増え、体は自然と若くなります。

古くから伝わる日本舞踊もじつに効果的です。

日本舞踊は社交ダンスに比べると、非常にゆっくりした動作の連続です。姿勢を保つ場合、ゆっくりであればあるほど難しくなりますので、しっかり意識が行き届かないと美しく舞うことはできません。

それだけに、日本舞踊の姿勢を保つためには、さまざまな筋肉を使うことが求められます。

中腰の姿勢が多い日本舞踊の動きをそのまま真似しようとしたら、ほとんどの人は筋肉痛になるでしょう。すでにお話ししたように、筋肉痛は一〇〇％以上の筋力を使うことで生じますが、独特の姿勢を保っては、また別の姿勢にゆっくりと移行するという日本舞踊の動きは、筋力としては一〇〇％以上の力を発揮しつづけなければできないことなのです。

日本舞踊がミトコンドリアを大いに増やすのはそのためです。

また、最近人気のあるヨガや太極拳も姿勢を保つ運動としては最適です。

日本舞踊と同様、ヨガでもいろいろなポーズを保ちますが、やはり姿勢を保つための筋肉を使います。

太極拳もゆっくりした動作をくり返しながら、ミトコンドリアを増やす運動と言えます。ゆっくりとした動作で姿勢を維持しますが、武道なのでときには素早い動きもあり、日本舞踊やヨガとは違ったバランス感覚が求められるのです。

ヨガや太極拳は呼吸法なども取り入れていることで、健康法としての注目度は高く、実践している人も多いと思います。

これは、ミトコンドリアという観点から見てもやはり健康にいいと言えるのです。

呼吸法などがどのように健康に関与しているかはその分野の専門の方にお任せしま

すが、少なくともミトコンドリアを増やしてエネルギーを高い水準で保ち、それによって「若さ」が得られるという点では間違いありません。

ほかにもバレエ、ジャズダンス、エアロビクス、チアリーディングやストリートダンスなど、姿勢やバランスが必要な運動には、単に汗をかくだけではない、それ以上の健康効果があるのです。

「不自然な姿勢」を習慣化すれば若くなる

このように運動中に「姿勢」を意識することが、運動を行う際にとくに参考にしていただきたいポイントです。

ときどき猫背の人が、「自分の猫背は直らない」「背が高いから猫背になる」と話しているのを聞きますが、それは大きな間違いと言わなければなりません。

確かに直すのは簡単なことではありませんが、姿勢を保っている背中の筋肉を意識してちゃんと動かしていれば、背中は驚くほど変わります。

話は少し変わりますが、私が社交ダンスに熱を入れていたとき、先生やダンス仲間からそれまで耳にしたことのない、面白い話を聞く機会がありました。

それは「美しいとは何か？」ということです。

バレエにしてもフィギュアスケートにしても、美しいポーズとは「不自然な姿勢」なのです。不自然な姿勢なら、不自然で美しくはないのではないか……そう思われるかもしれません。しかし、いつもの「あたりまえの姿勢」では踊りにはならないのです。

日常的に使っていない筋肉を無理に使って、不自然なポーズをとって、そしてそれを不自然に感じさせないことが美しいということなのだそうです。

たとえばフィギュアスケートの浅田真央選手を想像してみてください。両手で足首を持ちながら、体をそらして回転する姿は白鳥が舞うかのように美しく、多くの観客を魅了します。

しかし、そのポーズだけを見ると、日常生活では決してありえないような動き、不自然な動きの連続だということがわかります。

二〇〇六年、トリノオリンピックで金メダルを獲得した荒川静香選手の代名詞、イナバウアーも観客を魅了する美しさがありましたが、やはり日常的にはありえない、不自然なポーズです。ただ、それを自然に見せるところが荒川選手の偉大な選手たるゆえんなのでしょう。

美しく感じさせる動きは、日常的にはない動作で、しかも、ぎこちなさを感じさせない動きです。不自然な動作を不自然にしてしまっては滑稽《こっけい》になってしまいます。

姿勢やバランスを保つダンス競技などは健康効果が高いという話をしましたが、運動をする時間のない人でも心配する必要はありません。日常生活の中で、姿勢を意識することを習慣化していけば必ず効果があらわれます。

むしろより大切なのは、運動中の姿勢よりも、普段の生活の中での姿勢なのです。もちろん、運動中に姿勢を意識することで背中の筋肉が発達し、ミトコンドリアを増やすことはできます。しかしそれ以上に、普段の生活で「美しいポーズ」を習慣化することが、持続的にミトコンドリアを増やすための、もっとも効果的な方法なのです。

具体的なやり方をごく簡単に言うと、**背すじをピンとのばすように意識する**——たったそれだけのことです。

座っているときも立っているときも背すじをのばすよう意識する。

たとえば、座っているときであれば、イスの背もたれと背中が平行になるようにのばします。パソコン仕事をしている人はついついパソコンのほうに体を倒しがちになるので、気をつけてください。

また、立っているときも猫背になったり、片足立ちをしたりしないように気をつければ、背すじはのびてきます。歩くときにも下を向くのではなく、前を向くようにすると、普段の生活の中に背すじを伸ばす習慣が身についてきます。

私は社交ダンスを通じて姿勢を正すことを覚えましたが、「頭から糸でつられているようなイメージ」で背中の筋肉を収縮させています。

その年は論文がおろそかになってしまうほどでしたが、おかげで私の猫背はいつのまにか直っていました。

普段の生活で「美しさ」を意識すること、じつはこれも健康と若さにつながっています。

「美しさ＝健康＝若さ」ということです。

日々の生活の中で背すじをピンとのばす。それだけでかまいません。

まずは机に向かっているときだけ、頑張ってみる。もしくは、通勤時間だけ頑張ってみるなど、区切りをつけて意識すると習慣に取り入れやすくなります。

それが外見的にも内面的にも大きな効果を得る第一歩なのです。

確実にやせて、確実にリバウンドのない方法とは

ダイエットの天敵はなんといっても「リバウンド」です。

せっかく時間をかけ、つらい思いをしてやせたのに、戻ってしまっては意味がありません。

しかし、厳しい言い方をするようですが、リバウンドしてしまうのは自分の責任と言わなければなりません。というのも、リバウンドは確実に防げるからです。リバウンドが起こるということは、正しいと思っていたダイエット方法が間違っていたということを示しています。とくに食生活を変えることでダイエットを試みる人は注意してほしいと思います。

食事をほとんどとらないでやせたあとに食欲が抑えられなくなって、ドカ食いをしてしまいました——するとかえって太ってしまいました。

この人の場合、結果的に食事の量が増えてしまったのですから、理解できると思います。しかし問題なのは次のようなケースです。

前よりも食事を減らしたのに太ってしまいました——。

じつは、こういったケースもたくさんあります。

食事を減らしたのだから摂取するカロリー量は少ないはずだし、反動で食べてもいない。だけど太った、というのです。なぜやせないのか、その原因ははっきりしています。

筋肉量が減ったからです。

運動をせずに食事の量だけ減らしてやせようとすると、筋肉がどんどん減ってしまいます。足りない栄養分を別のところから補給しようとして、脂肪を燃やす前に筋肉のタンパク質を分解してエネルギー源として使ってしまうのです。すると筋肉と一緒にミトコンドリアが減少してしまう、これが大きな問題なのです。

すでにお話ししたとおり、ミトコンドリアが少なくなってしまうと、それまでと同様のエネルギーをつくることができません。すると、食べ物を減らしても、そのすべてをエネルギーに変えることができないので、余ってしまった分が脂肪として蓄えられてしまうのです。

コップで考えてみてください。

コップに水を入れるとき、五〇〇ミリリットル入るコップであれば四〇〇ミリリットル入れてもあふれることはありません。しかし、コップの大きさが小さくなり、二〇〇ミリリットルしか入らないものになれば、三〇〇ミリリットルの水でもあふれてしまいます。

先ほどのリバウンドの例もこれと同じです。

コップはミトコンドリアの量（つくり出せるエネルギーの量）、水は食べ物から摂取するカロリーの量（食べ物の量）に対応しています。

食べ物を減らしてダイエットをしたとき、コップの例で言うと、カロリー量は四〇〇ミリリットルから三〇〇ミリリットルに減少したかもしれません。しかし、栄養不足によりカロリーをエネルギーに変えられる容量も五〇〇ミリリットルから二〇〇ミリリットルに減少してしまったのです。

二〇〇ミリリットルのコップに三〇〇ミリリットルの水を注ぐわけですから、当然のように一〇〇ミリリットルの水があふれてしまいます。これが余分なカロリー、つまり脂肪になるわけです。

エネルギーをつくる能力が低下したために脂肪を溜め込む状態――これは「メタボ」とまったく同じメカニズムです。

やせているように見えても体脂肪が多い人、つまり筋肉の量が少ない人は、コップの容量と注ぐ水のバランスがうまくつりあっていない可能性が高いので、要注意です。

しかも脂肪を溜め込む一方でエネルギーをつくり出す能力が全体的に欠けているので、代謝が悪くなり、肌荒れなどが生じます。内側からも老化は進行し、外見的にもどんどん若さがなくなってしまいます。

ですから無理に食事を制限するようなダイエットは、決しておすすめできません。

リバウンドしないダイエットをするのであれば、有酸素運動やサーキットトレーニングで脂肪を燃焼させることです。運動をしてミトコンドリアが増えれば、食べ物として取り入れたエネルギー源は、ミトコンドリアでエネルギーにちゃんと変えてくれるようになります。

するとそれまでと同じ食事をしていても、ちゃんと理想的な体に変化していきます。**それはつまり、太りにくい体質へ変わったということです。**

悪循環に陥るダイエット法なのか、いい循環を招くダイエット法なのか、その第一歩を選択した時点で、結果はもう見えているのです。

高齢になったら、ちゃんと「少量の活性酸素」を出しなさい

有酸素運動やサーキットトレーニングは、自分のペースでできるということが大きな特徴です。それは「気軽に簡単に取り組める」という意味ももちろんありますが、じつはもうひとつ、大きな意味があります。

それは「少量の活性酸素」を「ちゃんと発生することができる」ということです。

高齢の方にとって、これはもっとも重要なことのひとつといえます。

運動することによって活性酸素はどうしても生じてしまいますが、同時に活性酸素を消す酵素も増えるので、少量の活性酸素は長寿をもたらしてくれるのです。

また第2章で、細い平均台の上で電子が混み合った状態（電圧が高すぎる状態）になると電子がこぼれ落ちやすくなり、活性酸素が増えるとお話ししましたが、少量の活性酸素は、ミトコンドリアに高い電圧がかからないようにする「電圧調整システム」を増強して、活性酸素を発生しにくくしてくれるという一面もあります。

若いときは、運動から生じる活性酸素の「プラス面」と「ナイマス面」を比べると、プラス面が大きいので、少し強めの運動をしてミトコンドリアを増やすことが効果的です。しかし残念なことに、年齢を重ねると老化防止機能は衰え、マイナス面（活性酸素の害）は大きくなっていきます。

これがなにを意味するのかというと、高齢になったらできるだけ「活性酸素を出さない運動」、もっというと、もっとも理想的な「活性酸素が少量になる運動」を心がける必要があるということです。

とはいえ、難しく考える必要はありません。**具体的には急激な運動のスタート、急激な運動の停止をできるだけ避けるように徹底する、**ということだけです。

そして運動後に疲れが残るならやり方を見直してください。

一週間に三時間程度の運動で十分に効果を得られるので、それを目安にした、無理をしない運動に「切り替える勇気」を持ってほしいと思います。

サウナに入った後は、水風呂に入りなさい

皆さんは暑い夏と寒い冬ではどちらを好むでしょうか。もちろん、どちらも魅力ある季節なので、意見は分かれるところだと思います。

では少し質問を変えてみましょう。

暑いときと寒いとき、体にいいのはどちらでしょうか。

おそらく「暑いとき」と答える人のほうが多いのではないでしょうか。もちろん、熱中症になる危険性はありますが、私たちの体は寒くなればなるほど、身体機能が不

活発になっていきます。

映画やドラマを見ていると、吹雪のため雪山で遭難した人が「寝たら死ぬぞ！」と仲間に大声で呼びかける場面が出てきますが、それも寒さのために体の機能が停止してしまう象徴的なたとえです。

しかし、その「寒さ」を好むのが、じつはミトコンドリアなのです。

ミトコンドリアを増やすための方法として、これまで持久筋（赤筋）を鍛えるための効果的なトレーニングを説明してきましたが、ミトコンドリアを増やすだけなら「寒さ」を利用するだけでもいいのです。

どういうことかというと、**「寒いところで、寒さを感じる」**ということです。

マウス（実験用のネズミ）を寒いところに置いたところ、体に「ミトコンドリアを増やせ！」という命令が生じることが発見されたのです。

私たちの場合も同じです。

寒さを感じることで、体は「エネルギーが必要だ」と感じます。するとエネルギーをつくらなければ生命活動ができなくなるため、ミトコンドリアを増やそうとするのです。

では人間の場合は、どのくらい寒いところにいれば、ミトコンドリアが増えるのでしょうか？

マウスには体毛があり、人間には体毛がないので単純に比較するのは難しいのですが、マウスの例を人間にあてはめると、摂氏《せっし》一二度の水の中に一〇分いるだけでミトコンドリアが増えると考えられます。

「一二度の水の中に一〇分も!?」

そう思うかもしれませんが、これはあくまで「水の中」というデータです。

ちなみに、実際私たちは古くから「体を寒いところに置く習慣」を続けています。**その代表的な例が「寒中稽古」です。**

剣道や柔道などの武芸スポーツでは寒中稽古をよく見かけますが、古い知恵なのでしょう、実践したことがある人であればわかると思いますが、寒中稽古を一週間続けると、体がポカポカしてきます。

また、寒中水泳を毎年続けていらっしゃる方もいると思いますが、その水温は初級者でも約一二度で、運動後は同じように体がポカポカしてきます。

これはミトコンドリアが活発化しているためです。

そのまま寒い状態が続けば、体は機能できず死んでしまいますから、一生懸命ミトコンドリアを増やして、エネルギーの量産態勢に入るのです。

ですから、**「寒いところで運動をする」**ことがミトコンドリアを効果的に増やす方法のひとつと言えます。

でも、寒いところで運動をするのは少し骨が折れる、という人も多いと思います。そんな人にはもっと手軽な方法もあります。それが**「サウナに入った後に水風呂に入ること」**です。

最近は銭湯が少なくなってきましたが、サウナがあるところには必ずと言っていいほど水風呂がついています。

九〇度くらいの蒸し暑い部屋に汗がしたたるくらいいて、その後、水風呂に入る。たとえサウナの暑い部屋に入っていたとしても、水風呂に入れば体は冷えるため、「エネルギーをつくらなければ」と反応し、ミトコンドリアの量産態勢に入ります。

その証拠にサウナ部屋にだけ入って水風呂に入らなかったときと、水風呂に入って体を思いっきり冷やしたときとを比べてみてください。水風呂に入ったときのほうが、不思議と体がポカポカしてくるはずです。

それこそが、体が冷やされて、ミトコンドリアが増えていくぞというサインです。「体が冷える」のは風邪《かぜ》の原因にもなるので十分に注意しなければいけませんが、積極的に「体を冷やす」のはミトコンドリアが増え、体が若くなるための極意とも言えるのです。

これまでに筋肉のミトコンドリアを増やす方法として、「マグロトレーニング」と「背すじをのばす」ことを紹介してきました。この方法は主に筋肉にはたらきかけることによってミトコンドリアを増やします。

一方、「寒さを感じること」と次の章で述べる「空腹を感じること」のように、ミトコンドリアに直接「エネルギーが必要だ！」と訴える方法もあります。どの方法を用いるにせよ、注意してほしいことは、とにかく無理をしないということです。寒いところで無理をすると、風邪を引いてしまい、それが大きな病気につながるかもしれません。

「生活を変える」ではなく、あくまでも「生活の中に取り入れる」という気持ちを持っていただくことを忘れないでほしいと思います。

第5章
おなかを空かせて若くなる

不老長寿の極意は「摂らないこと」にある

日本最古の物語といえば「竹取物語」ですが、そのヒロイン・かぐや姫は月に帰る際、帝《みかど》に不死の薬と天の羽衣、そして文《ふみ》を渡します。しかし、かぐや姫のことを想う帝はかぐや姫のいない世の中で不老不死を得ても意味がないとし、日本でもっとも天に近い山でそれを燃やすよう命令を下しました。

それからその山を「不死の山（富士山）」と呼ぶようになったというのは、有名な話です。

竹取物語では不老不死の薬は燃やしてしまいますが、古今東西、秦《しん》の始皇帝をはじめ権力者たちは不老長寿の食べ物、もっと言うと、「体が若くなる食べ物」を求めてきました。未知の何かを食べることによって、永遠の若さを獲得しようとしていたのです。

残念ながらその不老長寿の食べ物はいまだに見つかっていません。しかし、**不老長寿とまではいかなくとも、健康を維持し、老化を遅らせるような食べ物はまったくな**

いわけではありませんし、「体が若くなる食生活」は可能です。

私たちの体の中では、多くの物質をつくり出しています。

体内でつくり出せない物質は、むしろ少ないとさえ言えます。しかし、つくり出せない物質は、食物として取り入れなくてはなりません。また、つくりにくい物質は、体内で合成していたのでは間に合わないときもあります。そのときも、適切な食べ物を、十分に体内に取り入れなければ健康を維持することはできません。

たとえば、ビタミンCは人間の体の中ではつくり出すことができません。そのため、ビタミンCを食物から摂《と》らないと壊血病という病気になりますし、ビタミンB_1が足りないと脚気《かっけ》という病気になります。

私たちの体は二〇種類のアミノ酸から成るタンパク質によって形づくられています。そのアミノ酸のうち、一一種は細胞内で合成できるのですが、九種はつくり出すことができない、あるいはつくっていたのでは間に合わない「必須アミノ酸」です。

少々難しい名前が続きますが、イソロイシン、ロイシン、リジン、メチオニン、フェニルアラニン、スレオニン、トリプトファン、バリンの八種が体内でつくり出せないアミノ酸で、ヒスチジンが体内でつくるだけでは足りないアミノ酸となります。

体内でつくり出せないので、食べ物から補うしかありません。

アミノ酸はタンパク質を消化すると得られるものなので、必須アミノ酸もタンパク質から補わなければいけません。とくに、ほ乳類の肉は私たちと近縁のため、必要な必須アミノ酸をたくさん含んでいます。

アミノ酸は肉だけでなく植物にも含まれています。ただ、植物に含まれるアミノ酸の各々の比率は私たち人間の比率とは違うため、私たちからすれば、バランスの悪いアミノ酸と言わなければなりません。

でも例外がひとつあります。**植物の中でも「米」にはタンパク質がたくさん含まれています。**江戸時代に、獣肉を食べずにすませられたのは、米に含まれるタンパク質のおかげでした。

その証拠に、昔から伝統的に受け継がれている食事のひとつに、理想的なバランスで必須アミノ酸を得られる食事があります。

それが「赤飯」です。

最近でも、何かおめでたいことがあったときに、食卓に並べるという家庭はあるでしょう。赤飯は、おめでたいときの食事ですが、じつは日本人の知恵を結集した一品でもあるのです。

赤飯は、あずきと一緒に、餅米《もちごめ》の入ったご飯を蒸し上げて（あるいは炊き上げて）、ごまをかけてつくります。

米には、小麦粉などと比べるとアミノ酸が全体的に多いのですが、リジン、トリプトファン、メチオニンの三つのアミノ酸はあまり含まれていません。ところが、あずきには、リジンとメチオニンが多く、ごまにはメチオニンとトリプトファンが多く含まれています。

つまり赤飯は、米の不足分をあずきとごまが補ってパーフェクトな食事になっているのです。もちろん、江戸時代には「アミノ酸」という言葉すらなかったでしょうし、アミノ酸の分析器もありませんでした。

しかし、江戸時代の人は赤飯を食べることで、健康的に、若々しく生きながらえていたのです。

経験から生まれた生活の知恵には、現代科学も脱帽するばかりです。

私たちは古くから、足りないものは食物で補うことが重要だと考えてきました。そして経験的に何がどのくらい足りないかということが、健康を維持するうえで考慮されてきたのです。

今では不老長寿とは言えないまでも、最新の科学によって食生活でミトコンドリアを増やして老化を抑え、体を若く健康に保つ方法がわかりました。

次からお話ししていきますが、その具体的な方法とは、**「何かを摂ること」**ではなく、**「摂らないこと」**だったのです。

長寿の研究は、「パン酵母」からはじまった

江戸時代の儒学者、貝原益軒《かいばらえきけん》の書『養生訓《ようじょうくん》』には、あれこれ食べてみたいという食欲を抑えることが、長寿をまっとうするための第一の条件と書かれています。

最近も、それぞれ自分の体験から、粗食やプチ断食、腹八分目の食生活をすすめる方がたくさんいらっしゃるようです。

食事と健康については、古くから多くの人の研究対象となってきました。

そして七〇年前には、動物の食事と寿命の研究から、**カロリーの摂取を少なくするだけで寿命が長くなる**ことがすでに知られていたのです。しかも、アメーバのような単細胞生物からマウスのようなほ乳類まで、エネルギーの源であるカロリーを制限すれば、どの動物も長寿になれるということを研究結果は示していました。

アメーバは一・九倍、ミジンコは一・七倍、クモは一・八倍、グッピーは一・四倍、ラットは一・四倍です。

多くの実験ではカロリーは自由に食べられる食料のうち、およそ五〇～六〇％に抑えています。六〇％のカロリーというと、人間では一日一二〇〇キロカロリーくらいと考えてください。

朝食――トースト一枚、卵一個、野菜・果物少々
昼食――肉を五〇グラムと野菜
夕食――小さい茶碗《ちゃわん》一杯のごはん、魚ひと切れ、冷ややっこ半丁、野菜・果物少々

たとえばこういった具合です。

絶対に無理という食事内容ではありませんが、食いしん坊の私にはとても難しい内容です。こんな食事をずっと続けるなら、そんなに長生きしなくてもいいとさえ思ってしまいます。

カロリー制限によって寿命がのびるという話を聞いたとき、私はカロリー摂取を少なくすることで、エネルギー代謝が低下し、活性酸素の発生量が少なくなるからだろうと考えました。

「亀型長寿」に習った方法です。

なにしろ、アメーバとマウスでは体の根本的な仕組みが違います。すべての生物に共通した現象は、エネルギーをつくり、エネルギーを使うということです。それなら、なおのことエネルギー代謝と寿命の関係が密接なのだと思えました。

しかし、お恥ずかしい話ですが、私の考えはあまりに短絡的な発想でした。**カロリー制限によって寿命がのびるのはエネルギー代謝以外のシステムと関係していることが判明したのです。**

その事実は、「パン酵母の研究」からはじまりました。特殊な生物ではなく、パンをふっくらと焼きあげるあのパン酵母がカギを握っていたのです。

寿命をのばす「長寿遺伝子」とは

パン酵母はひとつの細胞からなる単細胞生物ですが、ミトコンドリアもちゃんとあり、寿命もあります。パン酵母を栄養物の中に置くと、分裂していつまでも増えつづけることができるので、寿命がないように感じますが、そうではありません。

パン酵母の増え方をよく見ると、親と子に分かれていることがわかります。母酵母から「こぶ」のようなでっぱりが出て、その「こぶ」が大きくなって娘になるのです。親からは、こぶが二〇回できて、それ以後はこぶができなくなり、死に絶えてしまいます。つまり、二〇回子供を産むと、年老いて子供を産まなくなるということです。

パン酵母も人間と同じように、親はみずからの生命を子に託し、死んでしまいます。

ところが、パン酵母の栄養、正確に言うとカロリーを二五%だけ減らした少ない餌にすると、長生きになることが発見されたのです。これは、カロリーを減らすと寿命が長くなるというほかの動物とも共通する現象でした。

そしてカロリー制限した場合とそうでない場合に何が違うのかが調べられました。すると、**カロリー制限したパン酵母では、「沈黙の情報制御因子2」と名づけられたタンパク質が増えることがわかりました。**沈黙の情報制御因子というのは、このタンパク質が何をしているタンパク質かわからなかったのでつけられた、なかなか魅力的な名前です。

しかし、このタンパク質が増えるだけで長寿になることがわかったので、現在は「長寿遺伝子」とよばれています。

長寿のパン酵母では長寿遺伝子がはたらくことがわかったので、今度は遺伝子操作によって長寿遺伝子をはたらかせるとどうなるのか、という実験が行われました。すると、長寿遺伝子をはたらかせたほうのパン酵母では、ミトコンドリアは増加し、カロリー制限をしなくても寿命がのびたのです。

その後、さまざまな生物で同じような研究がなされましたが、どの生物でも五〇〜六〇%にカロリーを減らすと長寿遺伝子がはたらき、長寿遺伝子をはたらかせるだけで、カロリー制限をしなくても寿命がのびるという結果が出たのです。

つまり、カロリー制限をしてもしなくても、長寿遺伝子をはたらかせるだけで、どの動物も寿命がのびるということです。

そして、その長寿遺伝子の最大のはたらきは、ミトコンドリアを増やすことだったのです。

サルもひと目見れば「若い」か「年配」かがわかる

これは当時、大変驚くべき結果として注目されました。

私たち人間でも長寿遺伝子をはたらかせれば長生きになるのか、ということが最大の関心事として取り上げられました。しかし、人間の場合、実験だからといって何十年もカロリーの少ない食事を強制するわけにはいきませんし、ボランティアの方が何十人も参加してくれるという見込みもありませんでした。

そこで、人間にもっとも近縁のサルを使って、カロリー制限と寿命の研究がはじめられました。

その対象になったのはアカゲザル。

ニホンザルと同じくらい進化したサルです。このアカゲザルのうち、七〇％にカロリー制限をしたサルと、自由に食物を食べさせたサルのふたつの群に分け、二〇年間比較した研究があります。

七六匹のアカゲザルを使って二〇年にも及ぶ研究ですから、ものすごい規模の研究です。アカゲザルの平均寿命は二七歳前後ですから、人間の場合ですと、およそ六〇年間観察したことに匹敵します。二〇〇九年の秋にその結果は論文として発表され、新聞でも大きく取り上げられました。

それはカロリー制限と長寿を関連づける、決定的な結果でした。

実験の結果、七〇％にカロリー制限をしたサルではしわや白髪が少なく、体毛も抜けていなかったのです。目の輝きも違います。カロリー制限の食事をしていたサルは精悍《せいかん》な顔つきですが、一方で普通のサルはボーッとした感じです。

人間ですと若いか年配かはひと目見れば誰でもわかります。

これはサルでも同じことで、ひと目見れば若々しいか、老けているかは一目瞭然《りょうぜん》なのです。

さらに、カロリー制限をしたサルでは、生活習慣病や老年病で亡くなる数が三分の一にまで激減したのです。当然、平均寿命もカロリー制限をしたサルのほうが長くなっています。

サルは人間ともっとも近い動物ですので、人間も七〇%のカロリー制限で長寿になると考えられます。

七〇%のカロリー制限というと一日一四〇〇キロカロリーになりますが、これはにぎり寿司一〇カンを三食食べたときのカロリーと同じ値です。うな重は一〇〇〇キロカロリーですので、うな重を一食だけ食べて、その後の食事を我慢して、四〇〇キロカロリーしか摂らないとすれば、一四〇〇キロカロリーに抑えることができます。

最近ではカロリー表示をする飲食店も増えてきたので、計算もしやすくなったと思いますが、油をあまり使用しない料理を食べるように心がけるだけでも、カロリー制限を意識することは十分にできます。

今までの多くの動物実験では、五〇～六〇%のカロリーに減らすことによって長寿遺伝子がはたらき、寿命がのびることが明らかにされてきましたが、五〇～六〇%のカロリーというと少々厳しい食事内容です。

空腹感を抱くことも多いでしょう。カロリー五〇～六〇％の食事で一生過ごすというのは、実践しがたい内容です。

ですから、アカゲザルの食事のカロリーを七〇％にし、その成果を実証したこの実験は、これまでの実験に比べても、はるかに有意義なものでした。

栄養バランスは「3：1：1」で摂りなさい

カロリー制限でひとつだけ気をつけてほしいことがあります。それは、**とにかく栄養のバランスに注意する**ということです。

カロリー制限をはじめた人は、ついカロリーの値に気をとらわれてしまいがちです。しかし、必要な栄養が摂取できていないと、まったく意味はありません。体には確実にその影響があらわれてしまいます。たとえば、無理なカロリー制限をして栄養失調になってしまう人もときに見かけますが、それでは結局ミトコンドリアは増えず、健康も美容も害してしまいます。壊血病や脚気になる可能性もゼロではありません。

ちなみにここで言う必要な栄養とはミネラル、ビタミン、アミノ酸です。

ではどのようなバランスで食事をすればいいのかと言うと、**カロリー源としての炭水化物とタンパク質と脂質を、「3：1：1」くらいの割合で摂ればいいのです。**カロリーを減らすからといって、脂質を完全に除いてはバランスがよくありませんので注意してください。

ちなみに修行中のお坊さんの精進料理は、自然とカロリーが五〇％に制限された食事です。

朝食――おかゆかごはん一杯と漬け物
昼食――ごはんとみそ汁、ごま和えなどの野菜料理一品
夕食――ごはんとみそ汁

このような献立を口にします。

精進料理は仏教の伝播《でんぱ》とともに伝わったと言われていますが、野菜、煮しめた根菜類、豆腐、凍《し》み豆腐、こんにゃく、ひじきなどの海藻類を材料としてつくられた、日

本人にもなじみのある料理と言えます。

そして精進料理の特筆すべき点は「ごま」をよく利用していることです。

タンパク質と脂質の過剰摂取を控えることは栄養バランスとしても、カロリー制限としても重要なことです。肉を食べすぎるとよくないのは、タンパク質を摂りすぎることで、有害なアンモニアが発生するからです。

ただし、タンパク質を摂らないと必須アミノ酸が不足するというジレンマに陥ります。そこで必須アミノ酸を多く含むごまが活躍するのです。

ですから、**肉の量を少し減らしてごまを加える**――まずはそれをはじめてみてください。体を傷つけることなくミトコンドリアを増やす、「体が若くなる食生活」へと一歩近づきます。

「週末断食」が眠っていたミトコンドリアを呼び覚ます

ここでこんな疑問が生じたかもしれません。

○カロリー制限は、生まれたときからやらないと効果が出ないのか？
○高齢になるまでずっと続けないといけないのか？

まずひとつ目の質問に答えましょう。

先ほどのアカゲザルを使った研究では、人間では二〇～四〇歳にあたる年齢からカロリー制限をスタートしていますから、生まれてからずっとカロリー制限の食事をしていたわけではありません。

幸いなことにカロリー制限は、年齢に関係なく、はじめたその日から効果が出ます。最近の研究によって、**週に二日、カロリーを三分の一にするだけでも効果が出るということがわかってきました。**

週末にだけ断食する「プチ断食」というのがありますが、カロリー制限は「週末の断食」だけでも効果が出るのです。週末の一～二日だけですので、平日は普段どおりに生活していただいてかまいません。

しかもプチ断食は必ずしも完全に断食するわけではありません。「小食」にするという意味で使っている場合もあります。
たとえば、次のようなメニューもプチ断食になります。

朝食――野菜ジュース、あるいは紅茶
昼食――軽く麺類
夕食――軽めの食事

このように、気楽に取り組めます。これを前日からカロリーを減らし気味にして週に一日くらいから実行するといいでしょう。プチ断食経験者の話を聞くと、体調が非常によくなったと口々に言います。

ただし最後の回復期が肝心で、終わったからといっていきなり普通の食事をしてはいけません。徐々にカロリーを増やし普通の食事レベルにすることが大切です。

イスラム教の習慣にラマダンがあるのをご存じの方は多いと思います。

一か月の間、日の出から日の入りまで何も食べてはいけないし、何も飲んではいけないという教えです。**厳格な教義の宗派の信者は唾《つば》さえも飲んではいけないそうです**

が、この習慣も古くから伝わる健康法と言えるのです。

もちろん私はイスラム文化の専門家ではないので詳しくはわかりません。

しかし、決して恵まれてはいない気候と土地の中で、ラマダンという習慣が体を蝕《むしば》むものであったのなら、一四〇〇年近くもの年月を経て今も続いているとは考えにくいものです。

古くからの習慣や宗教の教義が健康によかったという話は、決して珍しくはありません。長い年月をかけて得られた知恵なのでしょう。

実際にラマダンはミトコンドリアを徹底的に増やす習慣と言ってもいいと思います。

ちなみにラマダンは、日が沈めばいくらでも食べたり飲んだりしてもかまわないという教えなので、総カロリー量としてはカロリー制限になっているかどうか、はなはだ疑問です。でも、一か月もの間、毎日空腹を感じることは確かでしょう。じつはここが大きなポイントです。**ミトコンドリアを増やすためにもっとも重要なことは、カロリー制限よりもむしろ、「空腹を感じること」なのです。**

動物を用いた最近の研究でも、総カロリー量を減らすというよりも、空腹感を与えるほうが、寿命をのばすことができるという結果が出ています。空腹になると体はもっとエネルギーをつくらなければいけないと認識するため、ミトコンドリアを増やしてエネルギーをつくろうとするのです。

一日断食し、その次の日は思う存分食べても、効果があります。

カロリー制限にとらわれると食事がとても不便でストレスにつながることもありますし、カロリー不足により動きの活発さは失われがちになります。しかし、空腹を感じるだけであれば、必ずしもカロリー制限をしなくても同様の効果があらわれるので気楽に取り組めます。

毎日毎日、カロリー制限をしなくても、ときどき空腹感を味わう。

つまり週末に食事制限するだけでも、長寿効果は出てきます。こう考えると、「週末断食」は私たちの生活でも実行できる有効な方法と言えるのです。

運動はおなかを空かせてはじめなさい

運動をする前におなかが空いてしまい、慌ててパンやおにぎりなどの軽食を口にした、という記憶はないでしょうか。

学生時代の部活であれば、運動するのは授業が終わった後です。ちょうど脳でエネルギーを使った後ですから、小腹の空く時間帯だと思います。

しかし、ミトコンドリアを増やすならば、運動前に食べ物を口にしてはいけません。**むしろ、積極的におなかを空かせて運動することでミトコンドリアを増やすことができるのです。**

第4章で、運動する前にちょっと強めの運動を行うのがいいということをお話ししましたが、運動前におなかを減らすというのも理由は同じです。

運動する前にちょっと強めの運動を行うのは、体に「エネルギーの枯渇状態」をつくり、脂肪をエネルギー源として燃焼しやすくするためでした。

おなかを空かせても、体内に「エネルギー枯渇状態」ができるのです。すると有酸素運動の前に強めの運動を行わなかったとしても、エネルギー源となる糖（グルコース）がないので、短時間で脂肪が燃焼されはじめます。

空腹はミトコンドリアを増やす効果もあるので、よりエネルギーをつくりやすくなり、エネルギー源としての脂肪も燃焼されることでしょう。

もちろん、大事な大会などパフォーマンスの質が要求されるような場合は、必ずしも空腹がいいわけではありませんし、空腹がストレスになるのであれば、食べることも必要です。しかし、ミトコンドリアを増やすのであれば、**運動前に「パンやおにぎり」といった炭水化物はもっとも食べてはいけないものとさえ言えます。**

確かに多くのエネルギーを消費する運動前の空腹といったらありません。私もそのつらさはよくわかります。でもいったん運動をはじめると、体はエネルギーを消費しはじめ、「空腹感」はなくなります。

運動後は食べても平気ですので、その後においしいごはんを食べてください。

運動前の誘惑を断ち切り、おなかを空かせて運動することさえできれば、体内ではそれだけ「ごほうび」が待っているのです。

「やせないこと」と「空腹になること」はどう使い分けるのか

ここまで読んできて、「しっくりこない」と感じられる方もいるのではないでしょうか。

第3章では、『「やせすぎ」は悪い』とやせすぎの人の死亡率が高いことをお話ししましたが、反対に、この章では「カロリー制限」と「空腹になること」をすすめてきました。

「やせてはいけないのか、カロリーを減らしたほうがいいのか、いったいどちらが正しいのですか？」

そういう疑問が残ってもおかしくはありません。

しかし、これはどちらも本当のことなので、私も含め、多くの研究者は何と答えてよいのか、長い間、頭を悩ませてきました。ところが、最近になって、ようやく両方を説明できるようになってきたのです。

内臓脂肪を溜《た》め込んだメタボが生活習慣病を引き起こすのは間違いありませんし、カロリー制限によって、生活習慣病を予防できるのも本当です。

一方、やせすぎの人、コレステロールの少ない人の死亡率が高いのも本当です。

このふたつの比較は、じつは「病気になりやすい」か「死亡率が高い」かの違いだったのです。

そしてその違いは、「年齢」によってはっきりと分かれています。

メタボにより糖尿病になる平均年齢は約五〇歳、一方、やせすぎにより死亡率が高くなるのは、男性で七〇歳から、女性で七五歳——ということなのです。

私たちは六五歳を境に、血液中のコレステロール濃度が自然に下がってきます。

ですから、六五歳以下では、食べ過ぎないことで内臓脂肪をため込まないようにし、生活習慣病にかからないようにする必要があります。

そして六五歳を過ぎたら、無理に食べる必要はありませんが、栄養たっぷりの食事をとって体力をつけ、やせすぎによって筋肉が衰えないようにすべきです。コレステロール濃度が下がると免疫機能が低下して、がん、脳血管疾患、呼吸器疾患の死亡率がいずれも高くなってしまうのです。

一見、矛盾するかに見える「やせすぎの予防」と「空腹の獲得」ですが、年齢を意識して生活に取り入れることで、体の変化にあわせた健康法となるのです。

緑、赤、黄色の野菜を食べなさい

高齢者を対象として、血液中のカロテンの量と生活の質の関連を調べた調査があります。日本人を対象とした研究で二〇〇〇人という大規模な研究です。

高齢者の生活の質というと漠然としているようにも思えますが、日常生活の動作を、食事・更衣・移動・排泄《はいせつ》・整容・入浴など、生活を営むうえで不可欠な基本的行動を指標にして、生活の質を数値化したものです。

それぞれについて自立／一部介助／全介助のいずれであるか評価することで生活自立度を表現してあります。

その結果、食事と生活の質について、大変興味深いことがわかりました。

血液中のカロテンの量が多い高齢者は生活の質が高い、つまり介護なしで元気に生活ができていたのです。

血液中のカロテン量の多い人は、カロテンを多く食べている傾向があるので、カロテンをたくさん食べるほど老化の割合が少なく、元気に暮らしているという証明がなされたのです。

カロテンはにんじんや赤ピーマンの色のもとにもなっている抗酸化物質です。ちなみに抗酸化物質とは、活性酸素を減らし、遺伝子を守ってくれる物質を総称した言葉で、ミトコンドリアを活性化させる役割もあります。ビタミンをはじめ、トマトに含まれるリコピン、鮭のピンク色のもととなっているアスタキサンチンなども同じ抗酸化物質です。

なぜ野菜や果物が体にいいのかというと、**植物には多くの抗酸化物質が含まれているから**なのです。子供の将来の健康を考える若いお母さんなどは、子供たちに、いかにして喜んで野菜を食べてもらうかを日々工夫していると聞きますが、それは非常に大切なことです。

必須アミノ酸をつくることができないのと同じように、私たちは抗酸化物質を多くつくり出すことができません。植物から食物としていただくしかないのです。

ただし、人間がすべての抗酸化物質をつくれないというわけでもありません。

人間が持っている抗酸化物質のひとつに尿酸があります。体中からあふれ出して、尿にも出てしまうことから、尿酸という名がつけられました。痛風という病気の原因物質であることは先に触れたとおりです。

ちなみに痛風にかかる人は、元気で仕事がよくできる人が多い、というのが通説です。ナポレオンも痛風に悩まされたそうですが、アクティブな人ほど、この尿酸の抗酸化作用を大きく受けるのかもしれません。

植物の抗酸化物質の話に戻しましょう。

植物は、光合成によって酸素をつくり出しています。水から酸素をつくり出すのですから、人間が体の中で酸素を水に変え、エネルギーをつくり出すのと逆の反応を示しています。

光合成で酸素をつくり出す前には、必ず植物の中でも活性酸素が生じます。人間の場合、使う酸素の一部が活性酸素になるにすぎませんが、植物の場合、もっと大量の活性酸素が生じてしまいます。

植物はこの活性酸素に対応するため、大量に抗酸化物質を持っているのです。とくに南方の植物は太陽光が強く、光合成が活発なため、より多くの抗酸化物質が含まれています。

まさに活性酸素を撃退するプロフェッショナルと言えるでしょう。

野菜を食べるということは、そんな活性酸素から身を守る機能をいただくことと同じです。とくに赤や黄色の野菜や果物は抗酸化物質をたくさん含んでいるので、たくさん食べてほしいと思います。

また、葉野菜には多くの「葉緑体」が含まれています。葉緑体とはまさに光合成を行う場所であり、抗酸化物質としてコエンザイムQ10に似た、プラストキノンという物質を豊富に含んでいます。

ただひとつ、コエンザイムQ10とは違った特徴があります。

サプリメントとしての人気もあるコエンザイムQ10は、ときには活性酸素をつくり出すという欠点を持っていますが、**プラストキノンは活性酸素をつくり出してしまう性質がずっと少ない**のです。

これも、植物が私たち以上に、活性酸素の被害から身を守るために発達した結果だと思いますが、プラストキノンは、いずれコエンザイムQ10よりも優れた抗酸化ビタミンになるはずだと期待させるほど優れています。

緑の葉野菜を食べれば、その恩恵を享受することができますので、ぜひ意識的に食事に加えていただきたいと思います。

現在は、プラストキノンが健康にいいかどうかの証明はないのですが、緑の野菜を食べると健康にいいという理由は、プラストキノンという物質を含んでいるからだと、密《ひそ》かに思っています。

ビタミンCの摂りすぎはがんになる!?

抗酸化物質を含む野菜や果物がいいと推奨してきましたし、一般的にもいいものというイメージがあります。

こんなにいいものなら、たくさん摂れば摂っただけ健康によいと思ってしまうかもしれません。しかし、**抗酸化物質は「過ぎたるは及ばざるが如し」だということを覚えておいてほしいと思います。**

野菜や果物には抗酸化ビタミンがたくさんあるといっても、微量成分です。

果物をたくさん食べれば、糖分もたくさん摂ってしまい、かえって糖尿病を悪くしてしまうかもしれません。そこで、考えられたのがサプリメントです。

抗酸化物質だけを取り出し、それを食べるのです。

極端な場合、抗酸化ビタミンをごはんの量と同じくらい食べることも可能になりました。

抗酸化ビタミンの例としてビタミンCがあります。レモンやグレープフルーツに含まれているビタミンCです。ちなみに酸っぱい味がするのは、ビタミンCではなく、クエン酸が含まれているためであり、ビタミンCはちょっと苦い味がします。

ビタミンCは水に溶けることから、余分な分は尿として排出するので、体にはなんの害もないと信じられてきました。

多くの役割を果たしているビタミンCは私たちには不可欠な物質です。

免疫機能を向上させますし、何より皮膚をつくるコラーゲンの合成にビタミンCは必須です。ビタミンCがないと弱いコラーゲンになってしまいます。弱いコラーゲンではお肌の張りは出てきません。人間はビタミンCを体内で合成できませんので、野菜や果物を食べることが必要なのです。

実際に、四〇歳から七四歳までの女性四〇〇〇人を対象に、ビタミンCを多く含んだ食品の摂取量によって変化があるかどうかを調べたところ、ビタミンCを含む食品をたくさん食べている人はしわが少ないということがわかったのです。

しかし、ビタミンCのサプリメントを多く食べればいいのか、というとそうはいきません。人間が、ビタミンCを一日〇・五グラム、六週間毎日摂るとどんなことが起きるか調べた研究があります。

当時は、ビタミンCが体に悪いと思っていた人はいませんでしたから、被験者に対して大量投与した研究がされ、その結果は驚くべきものとなりました。**遺伝子を活性酸素から守って傷を少なくするどころか、逆に遺伝子を傷つけるというものだったのです。**ビタミンCは抗酸化物質で、遺伝子を傷つける活性酸素を少なくしてくれるはずでしたが、その力（還元力）が少し強すぎたのです。

ビタミンCは鉄イオンや銅イオンを還元します。還元された鉄イオンや銅イオンは酸化力のもっとも強い活性酸素（ヒドロキシルラジカル）をつくり出します。私たちも活性酸素の害の研究をしていますが、酸化力のもっとも強い活性酸素（ヒドロキシルラジカル）をつくるのにビタミンCを使っているくらいです。

同じようにほかの抗酸化ビタミンもサプリメントで摂りすぎると、がんになりやすいなどの弊害が出ることがわかってきましたので、摂りすぎには気をつけてほしいと思います。

以前まで、ビタミンCはいくら摂っても害はないと信じられていたので、これ以上摂取すると体によくないという上限値は定められていなかったのですが、現在は、一日一グラムを上限値として定めています。一日一グラム以上摂ると体に害があるかもしれないという基準です。

風邪《かぜ》を引いたときなど、免疫機能を上げなくてはならないときは、ビタミンCをたくさん摂る必要はあります。しかし、必要以上に摂れば、ビタミンCでも害が生じてしまうのです。

「生殖能力」の低下を招くカロリー制限の危険とは

空腹になることでミトコンドリアを増やし、体が若くなることはわかりました。

しかし、何事もすべてよしとはならないのが世の常です。空腹を感じるためのカロリー制限も度が過ぎると、反対に悪影響が出てきます。

今まで多くの動物を使って、カロリー制限と生活習慣病や老化の関係を明らかにするために研究が行われてきました。

すでに述べたように、その研究では摂取カロリーを五〇～六〇％に抑えて実験をしてきましたが、**それだけ極端に制限すると、生殖能力が低下することが認められたのです。**七〇％のカロリー制限では、生殖能力が低下するかどうかは明確にはわかっていません。しかし、カロリー制限も限度を超すと生殖能力の低下がありうることを覚えておかなくてはならないと思います。極端なカロリー制限をしたものの、生殖能力が低下して子供が得られないというのはあまりにも悲しい話です。

ただ一方では、カロリー制限をしても生殖能力を低下させないようにするにはどうしたらいいかという研究もはじまっています。

ハエを使った研究では、カロリー制限をしてもアミノ酸の「メチオニン」という物質を多く摂取すると、寿命がのびたうえに、生殖能力も低下しないという結果が出ています。

カロリー制限の恩恵を受けながら、生殖能力も低下させない方法がわかってきたのです。人間とハエでは体のつくりが大きく違いますが、参考にしてもよい結果です。

メチオニンは大豆、落花生やカシューナッツなど豆類に多く含まれる栄養素です。

豆類は低カロリーの日本料理に多く使われる食材ということを考えると、やはり昔ながらの食事というのは、体にとって大きな意味のある食事だということがわかるのです。

もっとも理想的な食生活は「感謝」によってつくられる

これまでいくつかミトコンドリアに効く食事の仕方についてお話ししてきましたが、体にいい食事の仕方、そして食材はたくさんあります。ほかの本や雑誌を見てもその多さがわかると思いますが、私のような専門家でも、そのすべてをひとつひとつ実行に移そうと思うと不可能に近いものを感じてしまいます。

矛盾するようですが、むしろ私はあまり細かく意識しないほうがいいとさえ思っています。というのも、一番大切なことは、体にいい食材を記憶することでも、体にいい料理の仕方を覚えることでもないからです。

日本の伝統食は、ミトコンドリアにとっても適した食べ物になっているから時代を越えて今に残った、というお話をしましたが、一方で忘れがちになっているものもあるように思います。


それは「感謝の気持ち」です。


農業が盛んで外食産業などなかったころ、私たちは生きていくためにちょうど必要な量だけを食卓に並べ、そして必ず「いただきます」と唱えて口にしていました。そして時間をかけて、おいしく味わいながら食べていたわけです。

ミトコンドリアにとって、まさに理想的な食事の風景が自然とできていました。

しかし、外食もあり、何でも食べられるようになった今では、私たちは必要以上にものを食べ、そしてあまり味わうこともなく早く食事をすませる人が増えてきたように思います。

「たくさん」食べればそれだけエネルギーを使うので活性酸素が生じますし、「早く」食べるとそれだけ一度にエネルギーを使うので、やはり多くの活性酸素が生まれることになります。

食事に毎回気をつかいすぎても、ストレスが溜まってやはり体を蝕む結果に終わります。

でも、昔ながらの「感謝の気持ち」があれば、食べすぎて残すということはありません。味わって食べるので、食事に三〇分はかかるでしょう。

もちろん、足りない栄養分をサプリメントで補うのもいいのですが、それはあくまで「補助」として考えるにとどめ、まずは「感謝の気持ち」をもう一度思い出して、食卓に向かう。

その姿勢こそ、じつはもっともミトコンドリアを増やし、「若くなる機能」を活性化させてくれる食生活につながっているのです。

ミトコンドリアは「ゆっくり」の先にあらわれる

誰でも老化は避けることができません。

でも、最近は実年齢に比べて若い人がとても増えています。とくに女優さんや歌手の方では信じられないくらい若い人がたくさんいます。

平均的な人と比較すると二〇年も若く見える人たちが珍しくありません。でもこれは、実際に体や脳が若いからなのです。

これまで「活性酸素（老いの仕組み）」や「良質なエネルギー（若返りの仕組み）」のメカニズム、ミトコンドリアを増やす具体的な方法についてお話ししてきましたが、**もっとも重要なことは、普段の生活をどのような気持ちで送るかということなのです。**

活性酸素が生まれる場面をひとつひとつ読み返してみれば、あることに気がつきます。

○活性酸素がつくられるのは、ストレスが多いとき
○活性酸素がつくられるのは、エネルギーが急に必要となったとき
○活性酸素がつくられるのは、急に酸素が入ってきたとき
○活性酸素がつくられるのは、早食いのとき

おわかりでしょうか。

急な変化を生んだとき、また、心に余裕がないときに活性酸素は生じてしまうのです。

そうではなく、ゆっくりとしたときこそ、豊富なエネルギーをつくるように私たちの体はできています。

「ゆっくり」「ゆったり」とした生活が、活性酸素を少なくし、ミトコンドリアを増やすのです。

ただし「ゆっくり」という言葉に甘えて何もしなければ、活性酸素の発生は抑えられるかもしれませんが、ミトコンドリアを増やすことはできません。

せっかく体に生まれつき備わっている「体が若くなる機能」を使うことには至らないのです。

もう一度、思い出してください。

ミトコンドリアを増やすには、「エネルギーが必要だ」と感じさせることです。

本書ではその方法をお話ししてきましたが、じつはひとつ、まだお伝えしていない方法があります。

それは、**「心のエネルギー枯渇状態」をつくればいい、**ということです。

人生を楽しんでいる人はエネルギーがあるから若く見える……ように感じますが、じつはそうではありません。

人生を楽しむことによって、心に「エネルギーが足りない」と感じさせるからこそ、体がエネルギーをつくろうとし、その結果、若くなるのです。

つまり好奇心をもって、とにかく人生を楽しんでみる。

その姿勢を忘れないでほしいと思います。

どんなに運動や食事に気をつけても、心が後ろ向きだと体はエネルギーなんて必要ないと判断してしまいます。

もちろん、それではミトコンドリアは増えません。

本書の最後の総仕上げとして、焦らず急がず、ゆっくりとした生活を送ること、そして、心に「エネルギーの必要性」を訴えかけるべく、もっと人生に「欲張り」になって生きることを実践してほしいと思います。

それがいつまでも健康で、若く生きるための最大の「秘訣《ひけつ》」ではないか、ミトコンドリアを見つづけてきた私は、そう思うのです。

エピローグ

私は子供のころから、生き物が好きでした。

なぜ好きかと言われれば「生まれつき」と言うしかありません。

遊ぶことといったら、もっぱら生き物と触れあうことで、「ミミズ」を手に取っては紐《ひも》のように結んで遊ぶこともありました。

近所のおばさんからは、

「シゲオちゃん、ミミズを結ぶのだけはやめて！」

とよく苦情が出ていたものです。

あれは小学校二年生のときだったでしょうか、市内のお寺の境内にカラタチの木がありました。

「アゲハチョウ」の幼虫はカラタチの葉を好んで食べます。喜び勇んでカラタチの木の近くでしばらく待っていると、思ったとおりアゲハチョウがやってきて卵を産みつけるのです。

その卵が産みつけられた葉をいくつも自宅へ持ち帰り、「幼虫↓さなぎ↓蝶」へと育てたことがありました。

ある日、幼虫が大きくなったときのこと。食欲旺盛《おうせい》になっているのに気がつかず、カラタチの葉をきらしてしまいました。

運が悪く巨大な台風が来ていたときです。とてもじゃないですが、子供が一人でそのお寺の境内に行って、カラタチの葉を取ってくることはできません。台風が行ってしまうまで待っていたのでは幼虫たちは飢え死にしてしまうかもしれない……。

私はパニック状態に陥ってしまいました。

すると、父が仕事から帰ってきて、夜の大雨、突風が吹きすさぶ中を、一緒にカラタチの葉を取りに行ってくれたのです。

そのときのうれしさといったらありませんでした。

それが亡き父との一番の思い出です。

おかげで幼虫から、さなぎ、そして美しい蝶への変態を見ることができ、生物のダイナミクスにすっかり魅了されました。

このような少年期を送った私が、生物学・医学に関する職業につけたのは、今考えると、これ以上ないほどの幸運だったと思います。

私が最初に手ほどきを受けた研究は、何かに応用できるとは思えない、まさに「純粋な」研究のための研究でした。「私の常識」と「世間の常識」があまりに違っていて驚かれたエピソードがあります。

私は大学院生のときに結婚したのですが、その披露宴でのことです。

私の研究生活の一端を紹介するということで、主賓の先生は次のように紹介してくれました。

「太田君は現在、大腸菌を一キログラムすりつぶして、あるタンパク質を取り出し、その性質を調べようとしている」

私にもその先生にも、大腸菌はかわいいとさえ思える存在で、ラテン語のエスチェリチア・コリから、「コリちゃん」と呼んでいるくらい愛着を持っていました。

しかし故郷から出てきた親戚《しんせき》には、披露宴のごちそうを目の前にして、大腸菌を一キログラムもすりつぶした話をするとは何事かと、大ひんしゅくを買ってしまったのです。

そんな知的好奇心だけが取り柄のような研究者で、生命の神秘を解き明かすことに熱を入れていたわけですが、最近の研究のスピードは年々速くなり、思いもよらないことが次々にわかるようになってきました。

当時、ミトコンドリアの研究は「趣味」と言われても言い返せないほど専門的な内容でした。でも、**そんなごく狭い分野の研究が、私たちの体と健康に深くつながっていたのです。**

生命の根源にあるものは、私たちの人生と深くかかわっている――生命とは本当に不思議なものです。

この本は、『体が若くなる技術』と題をつけました。

生命の根源であるミトコンドリア――それを増やせば私たちの体は、一〇年くらいは簡単に若くなることができるはずです。

技術とは、単なるテクニックではありません。

辞書を見ると「科学理論・知識を実地に応用し、人間生活に役立てる方法・手法」と書かれています。科学を人間生活に役立てる、それこそが技術なのです。

「理屈はいいから、とにかく、てっとり早く、若くなりたい」

そう思ってしまうのは仕方のないことだと思います。

私が社交ダンスを習ったとき、早くステップを習って踊れるようになりたかった、その気持ちと同じでしょう。でも、「急ぐ気持ち」は活性酸素を生むだけです。

ちょっとひと息ついて体の仕組みをよく知れば、もっとも体に適した方法が見出せるのです。

一人ひとりの体は少しずつ違います。

最初は本書を参考にはじめて、慣れてきたら自分なりのペースに合わせて少しずつ運動の量を調節してほしいと思います。

自分の生活に合わせて、自分のペースで続けていく。その「ゆったり」とした気持ちが大きなエネルギーを生むのです。

私は来年、六〇歳の還暦を迎えます。

還暦は生まれ変わりを意味するそうですが、最近は、少年期を振り返るなど、今までの生き方を顧みて、新しい人生を迎えたいと思うようになりました。

人生わずか五〇年と言われた時代ではなく、今や六〇歳で生まれ変わって「第二の人生」を迎えることができる時代です。

最近は八〇代の人といろいろ話をする機会が多くなりました。その大先輩たちも、これから新しいことに挑戦しようと意欲的です。むしろ現役時代にできなかった仕事を、新しい発想でやってみようと、これまで以上に生き生きとしています。

健康に過ごせれば、何歳になっても意欲は尽きません。**若いときは何でもできると思うのと同じように、健康であれば「たった今」からでもやりたいことができるはずです。**

元気な人のことを指して「エネルギッシュな人」「エネルギーがあふれている」などと表現しますが、そういった人たちは、実際に体の中で良質なエネルギーを生み出しているから若いのです。

その意味で「意欲」もエネルギーでできています。

くり返すようですが、体はいつでも若くすることができます。

体が若ければ、自然と心も若くなります。

だからこそ、まずは体のエネルギーを増やしてほしいと思います。必要なのは「ほんの少しの努力」と「きっかけ」です。

そのうちの「きっかけ」に、本書が少しでも役立っているのであれば、これ以上の喜びはありません。

あとは「ほんの少しの努力」です。

いつまでも若く、健康ですてきな人生を歩まれることを、心から願ってやみません。

二〇一〇年九月

太田成男

太田 成男（おおた・しげお）
日本医科大学教授。
1951年、福島県生まれ。1974年、東京大学理学部卒業。1979年、東京大学大学院薬学系研究科博士課程を修了した後、スイス・バーゼル大学バイオセンター研究所研究員、自治医科大学講師・助教授を経て、1994年より現職。30年以上におよぶ研究から、ミトコンドリアに備わっている機能が心身の健康と密接にかかわっていることを発見する。ミトコンドリア研究の第一人者であり、日本ミトコンドリア学会理事長、日本Cell Death学会理事長、水素研究会理事長などを務めている。
作家・瀬名秀明氏との共著『ミトコンドリアと生きる』（角川書店）、『ミトコンドリアのちから』（新潮社）など、著書多数。

体が若くなる技術

2010年10月25日 初版発行
2024年8月20日 第9刷発行

著　者　太田成男
発行人　黒川精一
発行所　株式会社 サンマーク出版
東京都新宿区北新宿2-21-1
（電）03-5348-7800（代表）

印　刷　共同印刷株式会社
製　本　村上製本所

定価はカバー、帯に表示してあります。落丁、乱丁本はお取り替えいたします。

ISBN978-4-7631-9994-2 C0030
ホームページ　http://www.sunmark.co.jp